临床检验项目选择与应用

主编　张保永　王海针　景现奇　田兆平
　　　李　滨　孔东风　刘宁宁

上海科学普及出版社

图书在版编目（CIP）数据

临床检验项目选择与应用／张保永等主编. —上海：上海科学普及出版社，2022.12
ISBN 978-7-5427-8364-6

Ⅰ.①临… Ⅱ.①张… Ⅲ.①临床医学–医学检验 Ⅳ.①R446.1

中国版本图书馆CIP数据核字（2022）第245481号

统　　筹　张善涛
责任编辑　陈星星
整体设计　宗　宁

临床检验项目选择与应用

主编　张保永　王海针　景现奇　田兆平
　　　李　滨　孔东风　刘宁宁

上海科学普及出版社出版发行

（上海中山北路832号　邮政编码200070）
http://www.pspsh.com

各地新华书店经销　　山东麦德森文化传媒有限公司印刷
开本　710×1000 1/16　印张 12.75　插页 2　字数 228 800
2022年12月第1版　　2022年12月第1次印刷

ISBN 978-7-5427-8364-6　定价：128.00元
本书如有缺页、错装或坏损等严重质量问题
请向工厂联系调换
联系电话：0531-82601513

编委会

主　编

张保永（山东省聊城市阳谷县中医院）

王海针（山东省滨州市惠民县魏集镇卫生院）

景现奇（郸城县中医院）

田兆平（肥城市人民医院）

李　滨（青岛西海岸新区中心医院）

孔东风（济宁市任城区妇幼保健院）

刘宁宁（河南中医药大学人民医院/郑州人民医院）

副主编

董　静（桓台县中医院）

赵晓群（新疆医科大学附属肿瘤医院）

艾　雷（山东省第二康复医院）

郭　玮（武安市中医院）

李　华（微山县第二人民医院）

郝海霞（微山县人民医院）

前言
FOREWORD

医学检验是现代实验室科学技术与临床的结合,是一门多学科交叉、相互渗透的新兴学科。随着经济全球化、市场国际化的进程,我们已步入生命科学、信息技术和知识经济的时代。越来越多的现代物理技术、化学技术、生物技术应用到医学领域,一些临床检验新理论、新思维、新技术、新方法应运而生,促使医学检验科有了不小的改变。但现代化检验仪器不断发展、临床检验项目越来越多,检验人员逐渐依赖自动化仪器,对检验方法的原理和临床应用了解越来越少。为了更好地为临床和患者服务,提高检验医学的整体实力,我们邀请多位长期工作于临床检验一线的骨干,在结合最新研究进展的基础上,编写了《临床检验项目选择与应用》一书。

本书在重视科学性与实用性的同时,注重参考资料的前瞻性和新颖性,涵盖了临床新进展与新技术。本书在内容方面,重点讲解了临床常用检验技术、红细胞检验、白细胞检验、血小板检验等内容;在整个章节安排方面,突出了技术、方法和应用,并辅以基础知识和研究成果,充分体现了理论联系实际、理论指导临床的理念。本书简明实用、结构合理,在内容的选取方面独具特色,突出强调了医学检验的重点与难点,并对最新的检验诊断理念和诊断标准进行了详细介绍,具有较高的实用价值。本书主要供临床检验工作者和临床医师使用,对医学院校师生及其他实验室工作人员和研究生也有重要的参考价值。

　　由于时间仓促,加之学识水平所限,书中存在的不足及错误之处,企盼读者批评指正,以便共同提高。

　　　　　　　　　　　　　　　《临床检验项目选择与应用》编委会
　　　　　　　　　　　　　　　2022 年 6 月

目 录
CONTENTS

第一章 临床常用检验技术

第一节 血气酸碱分析技术

一、发展概况

该技术最早可追溯到亨德森（1908 年）和哈塞尔·巴奇（1916 年）关于碳酸离解的研究。有人在临床上应用化学方法对血气酸碱进行分析，即范斯莱克法、史卡尔-兰登法、里利氧化法，但这些化学分析方法操作麻烦，测定时间长，准确性差，已基本被淘汰。

20 世纪 50 年代中期，丹麦哥本哈根传染病院检验科主任阿斯特鲁普与雷度米特公司的工程师合作研制出酸碱平衡仪，其后血气分析仪发展非常迅速，其发展过程大致分三个阶段。

第一阶段：血液 pH 平衡仪。采用毛细管 pH 电极，分别测量样品及样品与两种含不同浓度 CO_2 气体平衡后的 pH，通过计算或查诺模图得到 PCO_2、SB、BE、BB 等四个参数。代表性产品为雷度米特公司的 AME-1 型酸碱平衡仪。

第二阶段：酸碱血气分析仪。1956 年克拉克发明覆膜极谱电极，1957 年西格加德·安德森等改进毛细管 pH 电极，1967 年研制出测量 PCO_2 的气敏电极，奠定了目前所有血气分析仪传感器的基础。随后，采用电极直接测定血液中 pH、PCO_2、PO_2 的仪器大量涌现，经查表或用特殊计算尺除可获得 SB、BE、BB 外，还可换算出 AB、TCO_2、SBE、SaO_2、O_2 等。

第三阶段：全自动酸碱血气分析仪。20 世纪 70 年代以来计算机技术的发展，微机和集成电路制造技术的提高，使血气分析仪向自动化和智能化方向迈进，仪器可自动校正、自动进样、自动清洗、自动计算并发报告、自动检测故障和报警，甚至可提供临床诊断参考意见。

由于近年来电极没有突破性进展,虽然出现了点状电极和溶液标定等新技术,但因其寿命短、稳定性欠佳而影响了应用,不过血气分析仪产品在系列化、功能提高、增加电解质测量等方面还是取得很大进步。

值得一提的是,在过去的几年里,"接近患者"或"床边检测"观念激发了临床医疗服务机构的极大兴趣,相应的血气电解质分析仪应运而生。这些设备快速提供符合检验标准的结果,有效、可靠和精确,卓有成效地促进了临床医疗服务工作。

二、血气酸碱分析仪的工作原理、基本结构与主要机型

(一)血气酸碱分析仪的工作原理与基本结构

测量管的管壁上开有 4 个孔,孔里面插有 pH、PCO_2 和 PO_2 三支测量电极和一支参比电极。待测样品在管路系统的抽吸下,入样品室的测量管,同时被四个电极所感测。电极产生对应于 pH、PCO_2 和 PO_2 的电信号。这些电信号分别经放大、处理后送到微处理机,微处理机再进行显示和打印。测量系统的所有部件包括温度控制、管道系统动作等,均由微机或计算机芯片控制。

虽然血气分析仪种类、型号很多,但基本结构可分电极、管路和电路三大部分。实际上,血气分析仪的发展与分析电极的发展进步息息相关,新的生物传感器技术的发明和改进带动了血气分析仪的发展。因此,了解分析电极的原理和基本结构对更好地使用血气分析仪有帮助。下面简单介绍 pH 电极、PCO_2 电极、PO_2 电极的基本结构。

1.电极的基本结构

(1)pH 电极与 pH 计类似,但精度较高,由玻璃电极和参比电极组成。参比电极为甘汞电极或 Ag/AgCl 电极。玻璃电极的毛细管由钠玻璃或锂玻璃吹制而成,与内电极 Ag/AgCl 一起封装在充满磷酸盐氯化钾缓冲液的铅玻璃电极支持管中。整个电极与测量室均保持恒温 37 ℃。当样品进入测量室时,玻璃电极和参比电极形成一个原电池,其电极电位仅随样品 pH 的变化而变化。

(2)PCO_2 电极是一种气敏电极。玻璃电极和参比电极被封装在充满碳酸氢钠、蒸馏水和氯化钠的外电极壳里。前端为半透膜(CO_2 膜),多用聚四氟乙烯、硅橡胶或聚乙烯等材料。远端具有一薄层对 pH 敏感的玻璃膜,电极内溶液是含有 KCl 的磷酸盐缓冲液,其中浸有 Ag/AgCl 电极。参比电极也是 Ag/AgCl 电极,通常为环状,位于玻璃电极管的近侧端。玻璃电极膜与其有机玻璃外端的 CO_2 膜之间放一片尼龙网,使两者之间保证有一层碳酸氢钠溶液间隔。CO_2 膜

将测量室的血液与玻璃电极及外面的碳酸氢钠溶液分隔开,它可以让血中的 CO_2 和 O_2 通过,但不让 H^+ 和其他离子进入膜内。测量室体积可小至50~70 μL,现代仪器中与 PO_2 电极共用。整个电极与测量室均控制恒温37 ℃。当血液中的 CO_2 透过 CO_2 膜引起玻璃电极外碳酸氢钠溶液的 pH 改变时,根据亨德森-哈塞巴尔奇方程式,可知 pH 改变为 PCO_2 的负对数函数。所以,测得 pH 后,只要接一反对数放大电路,便可求出样品的 PCO_2。

(3) PO_2 电极是一种 Clark 极化电极, O_2 半透膜为聚丙烯、聚乙烯或聚四氟乙烯。由铂阴极与 Ag/AgCl 阳极组成,铂丝封装在玻璃柱中,暴露的一端为阴极,Ag/AgCl 电极围绕玻璃柱近侧端,将此玻璃柱装在一有机玻璃套内,套的远端覆盖着 O_2 膜,套内充满磷酸盐氯化钾缓冲液。玻璃柱远端磨砂,使铂阴极与 O_2 膜间保持一薄层缓冲液。膜外为测量室。电极与测量室保持恒温 37 ℃。血液中的 O_2 借膜内外的 PO_2 梯度而进入电极,铂阴极和 Ag/AgCl 阳极间加有稳定的极化电压(0.6~0.8 V,一般选0.65 V),使 O_2 在阴极表面被还原,产生电流。其电流大小决定于渗透到阴极表面的 O_2 的多少,后者又决定于膜外的 PO_2。

无论是哪种电极,它们对温度都非常敏感。为了保证电极的转换精度,温度的变化应控制在±0.1 ℃。各种血气分析仪的恒温器结构不尽相同,恒温介质和恒温精度也不一样。恒温介质有水、空气、金属块等,其中水介质以循环泵、空气、风扇、金属块、加热片来保证各处温度均衡,以热敏电阻做感温元件,通过控制电路精细调节温度。

2.体表 PO_2 与 PCO_2 测定原理

(1)经皮 PO_2($PtcO_2$)测定:用极谱法的 Clark 电极测量。通过皮肤加温装置,使皮肤组织的毛细血管充分动脉化,变化角质与颗粒层的气体通透性,在皮肤表面测定推算动脉血的气体分压。结果比动脉 O_2 低,原因是皮肤组织和电极本身需要消耗 O_2。

(2)经皮 PCO_2($PtcCO_2$)测定电极是斯托-赛弗林豪斯型传感元件。同样也是通过皮肤加温装置来测定向皮肤表面弥散的 CO_2 分压。结果一般比动脉 CO_2 高,原因是皮肤组织产生 CO_2、循环有障碍组织内有 CO_2 蓄积、CO_2 解离曲线因温度上升而向下方移位等因素比因温度升高造成测量结果偏低的作用更大。

(3)结膜电极($PcjO_2$,$PcjCO_2$):微小的 Clark 电极装在眼睑结膜进行监测,毛细血管在眼睑结膜数层细胞的表浅结膜上皮下走行,不用加温就能测定上皮表面气体。$PcjO_2$ 能反映脑的 O_2 分压状况。

当前,绝大多数仪器可自动吸样,从而减少手工加样造成的误差,也不必过于考虑样品体积。现在大家的注意力集中在怎样才能不再需要采集血标本的技术上,如使用无损伤仪器测 PO_2 和 PCO_2。经皮测定血气,在低血压、灌注问题(如在休克、水肿、感染、烧伤及药物)不理想的电极放置、血气标本吸取方面的问题(如患者焦虑),以及出生不足 24 小时的婴儿等情况下可能与离体仪器测定的相关性不够理想。但不管怎样,减少患者痛苦、能获得连续的动态信息还是相当吸引人的。

为了把局部血流对测定的影响减至最小,血管扩张是必要的。由于每个人对血管扩张药物如尼古丁和咖啡因等的反应不同,很难将其作为常规方法使用,因此,加热扩散几乎是目前唯一使用的方法。通常加热的温度为 42～45 ℃,高于 45 ℃的温度偶尔可能造成Ⅱ度烫伤。实际测定时,每 4 小时应将电极移开一次,一方面可以避免烫伤,另一方面仪器存在一定的漂移,需要校正以减小误差扩大。

(二)血气酸碱分析仪应用的主要机型

1.ABL 系列

丹麦雷度米特公司制造的血气分析仪,在 20 世纪 70 年代独领风骚,随后才有其他厂家的产品。该系列血气分析仪在国内使用广泛,其中 ABL3 是国内使用较多的型号,可认为是代表性产品。近年该公司推出的 ABL4 和 ABL500 系列带有电解质(钾、钠、氯、钙)测定功能。

2.AVL 系列

瑞士 AVL 公司从 20 世纪 60 年代起就开始研制生产血气分析仪,多年来形成自己的系列产品,其中有 939 型、995 型等,以及 90 年代初推出袖珍型。代表性产品为 995 型,有以下特点。

(1)样品用量少,仅需 25～40 μL。

(2)试剂消耗量少,电极、试剂等消耗品均可互换,电极寿命长。

(3)管路系统较简单,进样口和转换盘系统可与测量室分开,维修、保养方便。

3.CIBA-CORNING 系列

美国汽巴-康宁公司在 1973 年推出第一台自动血气分析仪。早期产品有 165、168、170、175、178 等型号。近年来生产的 200 系列,包括 238、278、280、288 等型号。该公司现被拜耳公司收购,最新的型号是 800 系列血气分析系统。

4.IL 系列

美国实验仪器公司是世界上生产血气分析仪的主要厂家,早期产品有 413、613、813 等手工操作仪器。20 世纪 70 年代末开始研制的 IL-1300 系列血气分析仪,因其设计灵活,性能良好、可靠而广受欢迎。BG3 实际上也属于 IL-1300 系列。该公司推出的新型血气分析仪有 BGE145、BGE1400 等,性能上的改进主要是增加了电解质测定,这是大多数血气分析仪的发展趋势。

IL-1300 系列血气分析仪特点如下。

(1)固体恒温装置:IL-1300 系列以金属块为电极的恒温介质,没有运动部件(空气恒温需风扇循环,水恒温需搅拌或循环),结构紧凑,升温快。同时片式加热器和比例积分(PI)温控电路确保较好的恒温精度(0.1 ℃)。

(2)微型切换阀:特殊设计的微型切换阀在测量管道的中间,在校正时将 pH 测量电极(pH、Ref)和气体电极(PCO_2、PO_2)分成两个通道,同时用 H 标准缓冲液(7.384、6.840)和标准气体[Cal1(4.5%～5.5% CO_2,19.0%～99.9% O_2)、Cal2(9.0%～11.0% CO_2,0～3.0% O_2)]分别校正。这使管路系统大大简化,减少了许多泵阀等控制部件,易于维护检修。

(3)测量结果可溯源至国家标准:IL-1300 系列采用的两种 pH 缓冲液和两种标准混合气均符合标准法规定,可逐级由上一级计量部门检定。经此校正,pH 电极和气体电极的结果具有溯源性,即测定结果符合标准传递。

(4)人造血质控液:IL 公司生产的人造血质控液(abe)在理化和生物特性上与血液样品非常接近,通过三种水平(偏酸、中性、偏碱)的 ABC 可以更好地检测仪器的测量系统,甚至可反映出样品污染、冲洗效果对测量的影响。

5.NOVA 系列

NOVA 系列血气分析仪是美国诺瓦生物医学公司的产品,该公司 1981 年在中国登记注册为美中互利公司。从 20 世纪 70 年代以来该公司积极开发急诊分析仪系列产品,就血气分析仪而论,有 SPPI-12 等型号,多数型号还能随机组合葡萄糖、乳酸、尿素氮、钾、钠、氯、钙等项目,可在一台仪器上利用全血测定所有急诊生化项目。

其代表产品为 NOVA SP-5,仪器特点如下。

(1)管道系统以一个旋转泵提供动力,可同时完成正反两个方向的吸液和充液动作;用止流阀和试剂分隔器代替传统的液体电磁阀;所有管路暴露在外等。不仅大大降低了故障率,还容易查明故障原因和维修。

(2)测量单元采用微型离子选择电极,各种电极均应用表面接触技术,拆卸方便,节约样品,并且这些电极安装在特制的有机玻璃流动槽上,可直接观察整个测试过程中的气体-液体交替的流动过程;采用特殊设计的自动恒温测量单元。

(3)血细胞比容(Hct)测定电极:在 S 型通道内设有两个电极作为 Hct 的测定电极,同时还可作为空气探测器电极。它是根据红细胞和离子都能阻碍电流通过,其阻值大小与红细胞的百分比减去由离子浓度所得到的阻值成正比,从而达到测定 Hct 的目的。电极内有温度调节热敏电阻,使样品通过该电极时,能迅速达到 37 ℃并恒定,以减小测定误差。

(4)仪器校正:由仪器本身根据运行状态自动进行校正,间隔时间可设置。

6.DH 系列

DH 系列由南京分析仪器厂研制。其技术性能基本与 ABL 系列相近。该厂的最新型号为 DH-1332 型,具有强大的数据处理功能,可将指定患者的多次报告进行动态图分析;尤其是其特有的专家诊断系统,可在每次测定后的测试报告上标出测量结果的酸碱平衡区域图,并根据国际通用的临床应用分析得到参考诊断意见。这样,临床医师可不用再对测量数据进行分析,从而可以迅速、有效地进行治疗。

7.医疗点检测用的仪器

医疗点检测(Point-of-care Testing,POCT)或床边检测用的仪器,以便携、小型化为特点。这类仪器分两类:一为手提式、便携的单一用途电极仪器,提供各种检测用途的便携式电极,包括 I-STAT 型和 IRMA 型仪器;二为手提式、含所有必需电极的液体试剂包的仪器,包括 GEM 系列分析仪和 NOVA 系列分析仪。这类利用便携式微电极的仪器能检测电解质、PCO_2、PO_2、pH、葡萄糖、尿素氮和 Hct,仅用少量的未稀释全血样品即可,能为临床提供有效、可靠、精密、准确的结果。其最明显的优点是能快速地从少量的全血中提供生化试验结果。

三、临床应用

血液酸碱度的相对恒定是机体进行正常生理活动的基本条件之一。正常人血液中的 pH 极为稳定,其变化范围很小,即使是在疾病过程中,也始终维持 pH 在 7.35~7.45。这是因为机体有一整套调节酸碱平衡的机制,通过体液中的缓冲体系及肺、肾等脏器的调节作用来保证体内酸碱度保持相对平衡。疾病严重时,机体内产生或丢失的酸碱超过机体调节能力,或机体酸碱调节机制出现障碍时,容易发生酸碱平衡失调。酸碱平衡紊乱是临床常见的一种症状,各种疾病均有可能出现。

(一)低氧血症

可分为动脉低氧血症与静脉低氧血症,这里只讨论前者。

(1)呼吸中枢功能减退。特发性肺泡通气不足综合征、脑炎、脑出血、脑外伤、甲状腺功能减退症、CO_2麻醉、麻醉和镇静药过量或中毒。

(2)神经肌肉疾病。颈椎损伤、急性感染性多发性神经根综合征、多发性硬化症、脊髓灰质炎、重症肌无力、肌萎缩、药物及毒物中毒。

(3)胸廓及横膈疾病。

(4)通气血流比例失调。

(5)肺内分流。

(6)弥散障碍。

(二)低二氧化碳血症

(1)中枢神经系统疾病。

(2)某些肺部疾病。间质性肺纤维化或肺炎、肺梗死,以及呼吸困难综合征、哮喘、左心衰竭时肺部淤血、肺水肿等。

(3)代谢性酸中毒。

(4)特发性过度通气综合征。

(5)高热。

(6)机械过度通气。

(7)其他,如甲亢、严重贫血、肝性脑病、水杨酸盐中毒、缺氧、疼痛刺激等。

(三)高二氧化碳血症

(1)上呼吸道阻塞。气管异物、喉头痉挛或水肿、溺水窒息通气受阻、羊水或其他分泌物堵塞气管、肿瘤压迫等。

(2)肺部疾病。慢性阻塞性肺病、广泛肺结核、大面积肺不张、严重哮喘发作、肺泡肺水肿等。

(3)胸廓、胸膜疾病。严重胸部畸形、胸廓成形术、张力性气胸、大量液气胸等。

(4)神经肌肉疾病。脊髓灰质炎、感染性多发性神经根炎、重症肌无力、进行性肌萎缩等。

(5)呼吸中枢抑制。应用呼吸抑制剂如麻醉剂、止痛剂,中枢神经系统缺血、损伤,特别是脑干伤等病变。

（6）原因不明的高碳酸血症。肺源性心脏病、原发性肺泡通气不足等。

（7）代谢性碱中毒。

（8）呼吸机使用不当。

（四）代谢性酸中毒

（1）分解性代谢亢进（高热、感染、休克等）、酮症酸中毒、乳酸性酸中毒。

（2）急慢性肾衰竭、肾小管性酸中毒、高钾饮食。

（3）服用氯化铵、水杨酸盐、磷酸盐等酸性药物过多。

（4）重度腹泻、肠吸引术、肠胆胰瘘、大面积灼伤、大量血浆渗出。

（五）代谢性碱中毒

（1）易引起 Cl^- 反应的代谢性碱中毒（尿 Cl^- ＜10 mmol/L），包括挛缩性代谢性碱中毒，如长期呕吐或鼻胃吸引、幽门或上十二指肠梗阻、长期或滥用利尿剂及绒毛腺瘤等所引起、碱中毒状态、囊性纤维化（系统性 Cl^- 重吸收无效）。

（2）Cl^- 恒定性的代谢性碱中毒，包括盐皮质醇过量，如原发性高醛固酮血症（肾上腺瘤或罕见的肾上腺癌）、双侧肾上腺增生、继发性高醛固酮血症、高血压性蛋白原酶性高醛固酮血症、先天性肾上腺增生等；糖皮质醇过量，如原发性肾上腺瘤（库欣综合征）、垂体瘤分泌、外源性可的松治疗等；巴特氏综合征。

（3）外源性代谢性碱中毒，包括医源性的，如含碳酸盐性的静脉补液，大量输血（枸橼酸钠过量），透析患者使用抗酸剂和阳离子交换树脂，用大剂量的青霉素等，乳碱综合征。

四、应用展望

经过 50 多年的发展，血气分析仪已经非常成熟，能满足精确、快速、微量的要求，并且已达到较高的自动化程度。从发展趋势来看，大体上有以下几方面。

（1）发展系列产品，满足不同级别医疗单位的要求。大量采用通用部件，如电极、测量室、电路板、控制软件，生产厂家只需对某一部件或某项功能进行小的改进就可以推出新的型号，如 IL 的 1300 系列。也有的厂家采用积木式结构，将不同的部件组合起来成为不同型号，如 NOVA SP 系列。同一系列的产品功能不同，价格有时相去甚远。因此，用户应根据本单位的实际情况选择合适的型号，不能盲目追求新的型号，造成不必要的浪费。

（2）功能不断增强。这些功能的拓展是与计算机技术的发展分不开的，主要体现在两个方面。①自动化程度越来越高，向智能化方向发展：当今的血气分析仪都能自动校正、自动测量、自动清洗、自动计算并输出打印，有的可以自动进样;多数具备自动监测功能(包括电极监测、故障报警等);有些仪器在设定时间内无标本测定时会自动转入节省方式运行。②数据处理功能加强除:存储大量的检查报告外,还可将某一患者的多次结果做出动态图进行连续监测;专家诊断系统已在部分仪器上采用,避免了误诊,特别是对于血气分析技术不熟悉的临床医师;通过数据发送,使联网的计算机迅速获取检查报告。

(3)增加检验项目,形成"急诊室系统"。具备电解质检测功能的血气分析仪是今后发展的主流,临床医师可以通过一次检查掌握全面的数据。此外,葡萄糖、尿素氮、肌酐、乳酸、Hct、血氧含量测定也在发展,有的已装备仪器。

(4)免保养技术的广泛使用。目前的血气分析仪基本上采用敏感玻璃膜电极,由于测量室结构复杂,电极需要大量日常维护工作。据估计,电检故障占仪器总故障的80%左右。采用块状电极,在寿命期内基本不用维护,成为"免维护"或准确说来是"少维护"电极,这是今后血气电极发展的主流。更新的技术是点状电极,即在一块印刷电路板上的一个个金属点上,滴上电极液并覆盖不同的电极膜而形成电极,由沟槽状测量管通道相连,插入仪器后与仪器的管道、电路相接成为完整的检测系统。这是真正意义上的"免维护"电极,有广阔的发展前景。

(5)为实现小型化,便携式的目的,有以下几种发展趋势:①密闭含气标准液将被广泛使用,从而摆脱笨重的钢瓶,仪器可以真正做到小型化,能随时在床边、手术室进行检查;②把测量室、管路系统高度集成,构成一次性使用的测量块,测量后,测量块即作废,免除了排液、清洗等烦琐的工作,简化了机械结构,减小了仪器体积;③彻底抛弃电极法测量原理,采用光电法测量,使其成为真正免维护保养、操作简便可靠的仪器。即发光二极管发出的光经透镜和激发滤光片后,照射到半透半反镜上,反射光再经一个透镜照射到测量小室的传感片上,根据测量参数不同(如 pH 大小不同),激发出来的光强度也不同,发射光经透镜及发射滤光片,到达光电二极管,完成光信号到电信号的转换。由于这一改革采用了光电法测量,无须外部试剂(只需测量块即可),大大降低了对外部工作环境的要求,同时也使操作变得简单易行。如 AVL 公司生产的 AVL OPTI,采用后两种技术,总重量仅为 5 kg,可以在任何情况和环境下运送,提高了仪器的便携性,使其成为面向医师、护士,而不是面向工程技术人员和实验技术人员的免维护仪器。该仪器十分适于在各种紧急情况下快速、准确地对患者进行检查,指导医师进行治疗。

(6)非损伤性检查。血气分析仪已经做到经皮测定血液 PO_2、PCO_2,尽管结果与动脉血的结果有一定差异,但基本能满足病情监测的需要。从理论上说,测定 pH 实行非损伤性检查是不可能的。现在研究的方向是如何在微小损伤的情况下,用毛细管电极插入血管来测定血液 pH,甚至进行连续监测。由于不会造成出血,患者没有什么痛苦,适合危重患者特别是血气酸碱平衡紊乱患者的诊断抢救。

第二节 电解质检测技术

一、发展概况

临床实验室电解质检测范围主要是钾、钠、氯、钙、磷、镁等离子,个别时候也需要检测铜、锌等微量元素。更多人接受的说法是,电解质就是指钾、钠、氯和碳酸氢根这些在体液中含量大且对电解质紊乱及酸碱平衡失调起决定作用的离子。

最早是化学法:钾钠比浊法、钠比色法。除钾、钠外,常规检测多采用化学法,如测氯的硫氰酸汞比色法,测钙的 MTB、OCPC、偶氮砷等。化学法也在发展,如冠醚化合物比色测定钾、钠。

原子吸收分光光度法是 20 世纪 50 年代发展起来的技术,在临床实验室曾被广泛应用于金属阳离子的检测。其原理是被测物质在火焰原子化器中热解离为原子蒸气,即基态原子蒸气,由该物质阴极灯发射的特征光谱线被基态原子蒸气吸收,光吸收量与该物质的浓度成正比。本方法准确度、精密度极高,常作为 K^+、Na^+、Ca^{2+}、Mg^{2+}、Cu^{2+}、Zn^{2+} 等的决定性方法或参考方法。但因仪器复杂,技术要求高,做常规试验有困难。

同位素稀释质谱法在 20 世纪 60 年代以后才开始在临床上应用,它是在样品中加入已知量被测物质的同位素,分离后通过质谱仪检测这两种物质的比率计算出其浓度。由于仪器复杂,技术要求更高,一般只用于某些参考实验室,作为检测 Cl^-、Ca^{2+}、Mg^{2+} 等物质的决定性方法。

火焰原子发射光谱法(FAES),简称火焰光度法,自 20 世纪 60 年代出现以来,至今仍在普遍应用。这是钾、钠测定的参考方法,其原理是溶液经汽化后在火焰中获得电子生成基态原子 K、Na,基态原子在火焰中继续吸收能量生成激发态原子 K* 和 Na*。激发态原子瞬间衰变成基态原子,同时发射出特征性光谱,其光谱强度与 K+、Na+ 浓度成正比。钾发射光谱在 766 nm,钠在 589 nm。火焰光度法又分非内标法和内标法两种。后者是以锂或铯作为内标,类似于分光光度法的双波长比色,由于被测物质与参比物质的比例不变,故可避免因空气压力和燃料压力发生变化时引起的检测误差。锂的发射光谱为 671 nm,而铯为 852 nm。

电量分析法,即库仑滴定法,用于氯的测定。本法是在恒定电流下,以银丝为阳极产生的 Ag^+,与标本中的 Cl^- 生成不溶性 AgCl 沉淀,当达到滴定终点时,溶液中出现游离的 Ag^+ 而使电流增大。根据电化学原理,每消耗 96 487 C 的电量,从阳极放出 1 mol 的 Ag^+,因此在恒定电流下,电极通电时间与产生 Ag^+ 的摩尔数成正比,亦即与标本中 Cl^- 浓度成正比。实际测定无须测量电流大小,只需与标准液比较即可换算出标本的 Cl^- 浓度。此法高度精密、准确而又不受光学干扰,是美国国家标准局(NBS)指定的参考方法。

离子选择电极(ISE)是 20 世纪 70 年代发展起来的技术,至今仍在发展,新的电极不断出现。这是一类化学传感器,其电位与溶液中给定的离子活度的对数呈线性关系。核心在于其敏感膜,如缬氨霉素中性载体膜对 K^+ 有专一性,对 K^+ 的响应速度比 Na^+ 快1 000 倍;而硅酸锂铝玻璃膜对 Na^+ 的响应速度比 K^+ 快 300 倍,具有高度的选择性。现可检测大部分电解质的离子,如 K^+、Na^+、Cl^-、Ca^{2+} 等。离子选择电极法又分直接法和间接法。前者是指血清不经稀释直接由电极测量,后者是血清经一定离子强度缓冲液稀释后由电极测量。但两者测定的都是溶液中的离子活度。间接 ISE 法测定的结果与 FAES 相同。

酶法是 20 世纪 80 年代末发展起来的新技术,它是精心设计的一个酶联反应系统,被测离子作为其中的激活剂或成分,反应速度与被测离子浓度成正比。如 Cl^- 的酶学方法测定原理,是无活性α-淀粉酶(加入高浓度的 EDTA 络合 Ca^{2+} 使酶失活)在 Cl^- 作用下恢复活性,酶活力大小与 Cl^- 浓度在一定范围内成正比,通过测定淀粉酶活力而计算出 Cl^- 浓度。使用酶法测定离子,特异性、精密度、准确度均好,可以在自动生化分析仪上进行,但因对技术要求较高、成本高、试剂有效期短等因素,使其推广应用有一定困难。

二、电解质分析仪的主要型号

无机磷、镁一般采用化学法在全自动生化分析仪上检测,不在本书叙述范围,通常我们所说的电解质分析仪检测的离子为 K^+、Na^+、Cl^-,部分还可检

测 Ca^{2+} 。

目前检测电解质的仪器很多,主要分为以下几种。

(一)火焰光度计

火焰光度计通常由雾化燃烧系统、气路系统、光学系统、信号处理系统、点火装置、光控装置等部分组成。其工作原理如下:雾化器将样品变成雾状,然后经混合器、燃烧嘴送入火焰中。样品中的碱金属元素受火焰能量激发,便发出自身特有的光谱。利用光学系统将待测元素的光谱分离出来,由光电检测器转换成电信号,经放大、处理后在显示装置上显示出测量结果。早期的仪器采用直接测定法;20 世纪 80 年代以后生产的机型多采用内标准法,即以锂或铯作为内标准。

现在国内主要应用的机型有国产的 HG3、HG4、6400 型等,美国康宁公司的 480 型,日本分光医疗的 FLAME-30C 型,丹麦的 FLM3 型等。这些仪器都具有结构紧凑、操作简单、灵敏度高、样品耗量少等优点,一般都有电子打火装置、火焰监视装置和先进的信号处理系统,技术上比较成熟。更先进的型号具备自动进样、自动稀释、微机控制和处理等功能。

(二)离子选择电极

离子选择电极可自成体系组成电解质分析仪,或作为血气分析仪、自动生化分析仪的配套组件,其中前者又称离子计。两者都是利用离子选择电极测定样品溶液中的离子含量。与其他方法相比,它具有设备简单、操作方便、灵敏度和选择性高、成本低,以及快速、准确、重复性好等优点,特别是它可以做到微量测定,并且可以连续自动测定,因而在现代临床实验室中,基本取代火焰光度计等成为电解质检测的主要仪器。不过,离子计取代火焰光度计,并不是因为后者方法落后,更重要的是出于实验室的安全性考虑,而且离子选择电极还可以安装在大型生化分析仪上进行联合检测。离子计的关键部件是检测电极,当今生产检测电极的厂家为数不多,如汽巴-康宁公司、AVL 等,各种仪器多使用电极制造。前面提到离子选择电极法有两种,即直接法和间接法,但工作原理都是一样的。

直接法:常与血气分析仪配套,或组成专用电解质分析仪。典型的有 AVL995 型、NOVA SP12 型等。

间接法:多数装备在大、中型自动生化分析仪上。典型的有贝克曼库尔特公司的 CX7、雅培公司的全自动生化分析仪。部分生化分析仪如日立公司的 7170A 则作为选件,由用户决定是否安装。

(三)自动生化分析仪

20世纪80年代以来,任选分离式自动生化分析仪日趋成熟,精密度、准确度相当高,形成几大系列,如日立公司的717系列、贝克曼库尔特公司的CX系列、奥林巴斯的U系列等等。而近几年推出的产品速度更高、功能更强,如日立公司的7600系列、贝克曼库尔特公司的LX、雅培公司的全自动生化分析仪、拜耳的ADVIA1650等。此外,还有许多小型自动生化分析仪,如法国的猎豹等,功能很强,性能也不俗。而酶法、冠醚比色法等方法的发展,使没有配备离子选择电极的自动生化分析仪检测电解质成为现实。

三、临床应用

体液平衡是内环境稳定的重要因素,主要是由水、电解质、酸碱平衡决定的。水和电解质的代谢不是独立的,往往继发于其他生理过程紊乱,即水和电解质的正常调节机制被疾病过程打乱,或在疾病过程中水和电解质的丢失或增加超过了调节机制的限度。值得注意的是,临床观察电解质紊乱,还得分别从影响其代谢及其平衡失调后代谢变化的多方面进行检查,如肾功能指标、血浆醛固酮及肾素水平、酸碱平衡指标,以及尿酸碱度和电解质浓度,以便综合分析紊乱的原因及对机体代谢失调的影响程度。

(一)钠异常的临床意义

1.低钠血症

(1)胃肠道失钠:幽门梗阻,呕吐,腹泻,胃肠道、胆管、胰腺手术后造瘘或引流等都可因丢失大量消化液而发生缺钠。

(2)尿钠排出增多:见于严重肾盂肾炎、肾小管严重损害、肾上腺皮质功能不全、糖尿病、应用利尿剂治疗等。

(3)皮肤失钠:大量出汗时,如只补充水分而不补充钠;大面积烧伤、创伤,体液及钠从创口大量丢失,亦可引起低血钠。

2.高钠血症

(1)肾上腺皮质功能亢进,如库欣综合征、原发性醛固酮增多症,由于皮质激素的排钾保钠作用,使肾小管对钠的重吸收增加,出现高血钠。

(2)严重脱水,体内水分丢失比钠丢失多时发生高渗性脱水。

(3)中枢性尿崩症ADH分泌量减少,尿量大增,如供水不足,血钠升高。

(二)钾异常的临床意义

(1)血清钾增高:肾上腺皮质功能减退症、急性或慢性肾衰竭、休克、组织挤压伤、重度溶血、口服或注射含钾液过多等。

(2)血清钾降低:严重腹泻、呕吐、肾上腺皮质功能亢进、服用利尿剂、应用胰岛素、钡盐与棉籽油中毒。家族性周期性麻痹发作时血清钾下降,可低至2.5 mmol/L左右,但在发作间歇期血清钾正常。大剂量注射青霉素钠盐时,肾小管会大量失钾。

(三)氯异常的临床意义

(1)血清氯化物增高:常见于高钠血症、失水大于失盐、氯化物相对浓度增高;高氯血性代谢性酸中毒;过量注射生理盐水等。

(2)血清氯化物减低:临床上低氯血症常见。原因有氯化钠的异常丢失或摄入减少,如严重呕吐、腹泻,胃液、胰液或胆汁大量丢失,长期限制氯化钠的摄入,艾迪生病,抗利尿激素分泌增多的稀释性低钠、低氯血症。

四、应用展望

最近10年电解质检测技术日趋成熟,但研究基本集中在ISE法和酶法。从目前的趋势看,ISE法仍是各专业厂商的重点发展对象,不断有新电极问世,其技术特点如下。

(一)传统电极的改良及微型化

传统电极指的是玻璃膜电极、离子交换液膜电极、中性载体(液膜)电极、晶膜电极等。经过20多年的改进,产品已非常成熟,特别是K^+、Na^+、Cl^-电极,一般寿命可达半年以上,测试样品1.5万以上,并且对样品的需求量很小,仅需数十微升,有些间接ISE法仅需15 μL就能同时检测K^+、Na^+、Cl^-三种离子。于传统电极而言,最重要的是延长使用寿命,减少保养步骤甚至做到"免保养"。有的电极,将各电极封装在一起,如雅培公司的生物分析仪采用的复合式电解质电极晶片技术(ICT)。

(二)非传统电极的发展

非传统电极与传统电极的区别在于其原理、结构或者电极本身不同,主要有离子敏感场效应管(ISFET)、生物敏感场效应管(BSFET)、涂丝电极(CWE)、涂膜电极(CME)、聚合物基质电极(PVC膜电极)、微电极、薄膜电极(TFE)等。这些电极各有特性,如敏感场效应管具有完全固态、结构小型化、仿生等特点;聚合物基质电极简单易制、寿命长;微电极尽管与传统电极作用机制相同,但高度微型化,其敏感元件部分直径可小至0.5 μm,能很容易插入生物体甚至细胞膜测定其中的离子浓度；而薄膜电极则是由多层电极材料叠合成的薄膜式电极，全固态，干式操作、干式保存。

目前，已有部分产品推向市场，以美国的手掌式血气＋电解质分析仪为例，大致能够了解电解质检测技术的最新进展及发展趋势。该仪器使用微流体和生物传感器芯片技术设计的微型传感器，与定标液一起封装在一次性试剂片中，在测试过程中，分析仪自动按试剂片的前方，使一个倒钩插入定标袋中，定标液就流入测量传感器阵列；当定标完成后，分析仪再按一下试剂片的气囊，将定标液推入贮液池，然后将血液样本送入测量传感器阵列。测试完成后，所有的血液和定标液都贮存在试剂片里，可做安全的生物处理。这种独特的技术使仪器做到手掌式大小，真正实现自动定标、免维护、便携，可以通过 IR 红外传输装置将结果传送至打印机或中心数据处理器中保存。这种一次性试剂片有不同规格，每种规格测试的项目不同，可以根据需要选择。标本需要量少，仅需全血 2～3 滴，非常适合各种监护室（尤其是新生儿监护室）、手术室及急诊室的床边测试，很有发展前景。

其他检测方法也在继续发展，如化学方法的采取冠醚结合后比色测定、酶法测定等，并有相应的产品问世。

第三节　分子生物学检验技术

一、PCR 技术

聚合酶链反应（polymerase chain reaction，PCR）是一种常用的分子生物学技术，用于放大特定的 DNA 片段。

（一）基本原理

PCR 技术的基本原理类似于 DNA 的天然复制过程，其特异性依赖于与靶序列两端互补的寡核苷酸引物。PCR 由变性-退火-延伸三个基本反应步骤构成。①模板 DNA 的变性：模板 DNA 经加热至 93 ℃左右在一定时间后，使模板 DNA 双链或经 PCR 扩增形成的双链 DNA 解离，使之成为单链，为下轮反应做准备；②退火（复性）：模板 DNA 经加热变性成单链后，温度降至 55 ℃左右，引物与模板 DNA 单链的互补序列配对结合；③延伸：DNA 模板与引物结合物在

TaqDNA 聚合酶的作用下,以 dNTP 为反应原料,靶序列为模板,按碱基互补配对与半保留复制原理,合成一条新的与模板 DNA 链互补的半保留复制链。重复循环变性-退火-延伸三过程就可获得更多的"半保留复制链",而且这种新链又可成为下次循环的模板。每完成一个循环需 2～4 分钟,2～3 小时就能将待扩目的基因扩增放大几百万倍。

(二)基本操作

16S rRNA 集保守性与特异性于一身,是目前应用最广的微生物分子检测的靶基因,已被众多学者用于细菌的快速鉴定,以及慢生长和难以培养细菌的鉴定。

1.标准 PCR 过程

分为三步,每一循环经过变性、退火和延伸,DNA 量即增加一倍。

(1)DNA 变性(90～96 ℃):双链 DNA 模板在热作用下,氢键断裂,形成单链 DNA。

(2)退火(25～65 ℃):引物与 DNA 模板结合,形成局部双链。

(3)延伸(70～75 ℃):在 Taq 酶(在 72 ℃左右,活性最佳)的作用下,以 dNTP 为原料,从引物的 3' 端→5' 端延伸,合成与模板互补的 DNA 链。

2.PCR 扩增产物分析

最常用的检测 PCR 扩增产物的方法是凝胶电泳。凝胶电泳分为琼脂糖凝胶电泳和聚丙烯酰胺凝胶电泳两种。

(1)琼脂糖凝胶电泳:该法是一种简便、快速、常用的分离纯化和鉴定核酸的方法。琼脂糖是从海藻中提取的一种线状高聚物,根据琼脂糖的溶解温度,把琼脂糖分为一般琼脂糖和低熔点琼脂糖。低熔点琼脂糖熔点为 62～65 ℃,溶解后在 37 ℃下维持液体状态约数小时,主要用于 DNA 片段的回收,质粒与外源性 DNA 的快速连接等。溴乙啶(EB)染色后,紫外线下观察电泳条带及其位置,并与核酸分子量标准比较扩增产物的大小。

(2)聚丙烯酰胺凝胶电泳:该法适宜分离鉴定低分子量蛋白质、小于 1 kb 的 DNA 片段和 DNA 序列分析。其装载的样品量大,回收 DNA 纯度高。长度仅相差 0.2%(即 500 bp 中的 1 bp)的核苷酸分子也能分离。

电泳法检测特异性并不高,因此,引物二聚体等非特异性的杂交体很容易引起误判。但因为其简捷易行,成为主流检测方法。近年来以荧光探针为代表的检测方法,有逐渐取代电泳法的趋势。

(三)PCR 技术分类及应用

1.PCR 技术

PCR 技术是用一对等量特异性引物,引导扩增 DNA 模板上的目的片段的技术。该方法是应用最多、范围最广,可用于传染病病原体检测、寄生虫病的早期诊断、肿瘤相关基因检测、遗传病早期诊断、动植物检疫、法医学鉴定及各类分子生物学研究。

2.巢式 PCR

巢式 PCR(nested PCR)是指为提高扩增反应的敏感性和特异性,由两对引物分两次扩增同一目的片段的方法。第一对引物称为外引物,其序列为待扩增片段两端的互补序列,扩增出一条较长的产物;第二对引物称为内引物,以此产物为模板扩增出一条较短的目的片段。由于第二次扩增反应的模板是第一次扩增的产物,不但大大提高了反应的灵敏度,而且可根据第二次扩增产物的出现与否判定扩增反应的特异性。

3.多重 PCR

多重 PCR(multiplex PCR),又称多重引物 PCR 或复合 PCR,其反应原理、反应试剂、操作过程与一般 PCR 相同,只是在同一 PCR 体系里加上两对以上引物,同时扩增出多个目的片段。多重 PCR 能在同一 PCR 管内同时检出多种病原微生物,或对有多个型别的目的基因进行分型,比经典 PCR 效率更高,而且多种病原体在同一反应管内同时检出,将大大节省时间、试剂及经费开支。多重 PCR 主要用于多种病原微生物的同时检测或鉴定,如在同一患者或同一供血者体内,有时存在多种肝炎病毒重叠感染,有时是甲、乙、丙型肝炎病毒重叠,有时是甲、乙型病毒重叠,有时是乙、丙型肝炎病毒重叠;而肠道致病性细菌的检测,如伤寒、痢疾和霍乱,有时具有相似的肠道症状,单一项目检测容易漏检。多重 PCR 还可用于某些病原微生物、遗传病及癌基因的分型鉴定,如某些病原微生物、遗传或癌基因,型别较多,或突变或缺失存在多个位点,多重 PCR 可提高其检出率并同时鉴定其型别及突变等,如乙型肝炎病毒、乳头瘤病毒及单纯疱疹病毒的分型等。为了检测方便,不同病原体或不同亚型的目的产物的长短要有一定的差别,以便产物的电泳分析。

4.膜结合 PCR

膜结合 PCR(membrane-bound PCR)与经典 PCR 的不同之处在于先将 DNA 模板经一定处理后固定于硝酸纤维素膜或尼龙,再将固定的 DNA 用于扩增反应。膜结合 PCR 特别适用于 DNA 模板含量极少而其他杂质又太多的样品,可通过漂洗膜纯化 DNA 模板;也可经过电泳将目的 DNA 与其他 DNA 分离,以增加 PCR 的特异性。

5.原位 PCR

原位 PCR 是在组织细胞内进行 PCR,其基本方法为将组织细胞固定于预先用四氟乙烯包被的玻片上,经一定处理后,在组织细胞片上,加 PCR 液,覆盖并加液状石蜡后,直接放在扩增仪的金属板上,进行 PCR 扩增(有的基因扩增仪带有专门用于原位 PCR 的装置)。扩增结束后,用标记的寡核苷酸探针进行原位杂交,或者使用荧光素标记的引物,扩增后直接观察,既能分辨鉴定带有靶序列的细胞,又能标出靶序列在细胞内的位置,如可用于病原体在细胞和组织内的定位监测。该方法结合了具有细胞定位能力的原位杂交和高度特异敏感的 PCR 技术的优点,对于分子和细胞水平上研究疾病的发病机制和临床过程及病理与转归有重大的实用价值。

6.不对称 PCR

将反应系统中由于引物浓度的巨大差别,导致扩增的产物以某条单链 DNA 为主的 PCR 称为不对称 PCR。其反应原理、反应试剂和操作过程与一般 PCR 相同,只是两条引物的浓度比例相差很大,浓度低的称为限制性引物,浓度高的称为非限制性引物。在最初的十几个循环中,两条 DNA 的目的片段得到等量扩增,但后来限制性引物被消耗殆尽,只有非限制性引物尚存,扩增的产物主要为该引物引导的单链 DNA。不对称 PCR 主要为序列测定制备单链 DNA,其优点是不必在测序之前除去剩余引物。

7.反转录 PCR

以 RNA 为模板的 PCR 称为反转录 PCR(reverse transcriptase PCR,RT-PCR),与前述 PCR 的不同之处在于首先需在一单引物的介导和反转录酶的催化下,合成 RNA 的互补链,该互补链称为cDNA,通过加热使反转录酶失活后,加入另一引物,再以该 cDNA 为模板,在 DNA 聚合酶催化下合成目的双链 DNA 片段。反转录 PCR 的模板可为细胞、病毒的总 RNA 或细胞 mRNA,该方法用于检测 RNA 病毒或研究真核细胞的基因表达。

8.标记引物 PCR

标记引物 PCR(labeled primers PCR)是利用荧光素、放射性核素或生物素等对 PCR 引物的 5' 端进行标记,通过检测荧光素或者放射性核素,直接显示产物的存在;或者利用生物素-亲和素系统与酶促反应结合,借助酶促反应的放大效应,显示目的片段的存在,更加提高 PCR 的灵敏度。

9.免疫 PCR

免疫 PCR(IM-PCR)是将抗原抗体的特异性反应与 PCR 技术结合起来,以检测微量蛋白质的方法。其被检测的目的物不是核酸而是蛋白质,是一种检测病原微生物抗原,尤其是病毒抗原的 PCR 技术。多利用生物素与亲和素的反应特性,以生物素与亲和素分别标记已知任意 DNA 和与待测抗原相应的单克隆抗体,生物素与亲和素的结合使两者形成单抗与 DNA 的嵌合体,再与固相化的待测抗原结合后,用标记引物扩增已知 DNA,通过检测扩增产物达到检测抗原的目的。当待测抗原难以直接吸附于固相载体时,可用双抗体夹心 IM-PCR 检测。其原理是将与被检抗原对应的抗体吸附在载体上,然后使被检抗原与之反应,再用生物素化的特异性多抗结合此抗原,通过亲和素再与生物素化 DNA 相联结,再以适当的引物对 DNA 指示分子进行扩增,以扩增产物的有无与多少,反映待测抗原的存在与数量。

二、基因探针技术

基因探针,即核酸探针,是一段带有检测标记,且顺序已知的、与目的基因互补的核酸序列(DNA 或 RNA)。基因探针通过分子杂交与目的基因结合,产生杂交信号,能从浩瀚的基因组中把目的基因显示出来。用基因探针技术对人兽共患病病原体进行检测,可得到直接、可靠的结果,并且灵敏度高,有时甚至只要存在一个病原体即可检出。

(一)探针制备

根据杂交原理,作为探针的核酸序列可以包括整个基因,也可以是基因的一部分;可以是 DNA 本身,也可以是由之转录而来的 RNA。但探针必须是单链的,并带有容易被检测的标记。

1.基因组 DNA 探针

先制备基因组文库,即把基因组 DNA 打断,或用限制性酶作不完全水解,得到许多大小不等的随机片段,将这些片段体外重组到运载体(噬菌体、质粒等)中去,再将后者转染适当的宿主细胞,如大肠埃希菌,通过原位杂交,从中可筛出含有目的基因片段的克隆,然后通过细胞扩增,制备大量的探针。

2.cDNA 探针

首先需分离纯化相应 mRNA,以 mRNA 作模板,在反转录酶作用下,合成与之互补的 DNA(即cDNA)。cDNA 与待测基因的编码区有完全相同的碱基顺序,但内含子已在加工过程中切除。

3.寡核苷酸探针

寡核苷酸探针是人工合成的与已知基因 DNA 互补的序列,长度可从十几个到几十个核苷酸的片段。如仅知蛋白质的氨基酸顺序量,也可以按氨基酸的密码推导出核苷酸序列,并用化学方法合成。

(二)探针标记

为确定探针是否与相应的基因组 DNA 杂交,有必要对探针加以标记,以便在结合部位获得可识别的信号,通常采用放射性核素^{32}P标记探针的某种核苷酸α磷酸基。但近年来已发展了一些用非放射性核素,如生物素、地高辛配体等作为标志物的方法。但都不及放射性核素敏感。非放射性核素标记的优点是保存时间较长,而且避免了放射性核素的污染。最常用的探针标记法是缺口平移法。首先用适当浓度的 DNA 酶Ⅰ(DNAseⅠ)在探针 DNA 双链上造成缺口,然后再借助于 DNA 聚合酶Ⅰ(DNA polymerasⅠ)的 5'→3' 的外切酶活性,切去带有5' 磷酸的核苷酸;同时又利用该酶的5'→3'聚酶活性,使^{32}P 标记的互补核苷酸补入缺口,DNA 聚合酶Ⅰ的这两种活性的交替作用,使缺口不断向 3' 方向移动,同时 DNA 链上的核苷酸不断为^{32}P 标记的核苷酸所取代。

探针的标记也可以采用随机引物法,即向变性的探针溶液中加入 6 个核苷酸的随机 DNA 小片段,作为引物,当其与单链 DNA 互补结合后,按碱基互补原则不断在其 3'OH 端添加放射性核素标记的单核苷酸,这样也可以获得灵敏度很高的 DNA 探针。

(三)探针杂交

分子杂交是通过各种方法将核酸分子固定在固相支持物上,然后用放射性标记的探针与被固定的分子杂交,经显影后显示出目的 DNA 或 RNA 分子所处的位置。根据被测定的对象,分子杂交可分为两种。

1.印迹杂交

DNA 片段经电泳分离后,从凝胶中转移到硝酸纤维素滤膜或尼龙膜上,然后与探针杂交。被检对象为 DNA,探针为 DNA 或 RNA。

2.诺瑟杂交

RNA 片段经电泳后,从凝胶中转移到硝酸纤维素滤膜上,然后用探针杂交。被检对象为 RNA,探针为 DNA 或 RNA。

根据杂交所用的方法,分为斑点杂交、狭槽杂交和菌落原位杂交等。

有 3 种固相支持体可用于杂交:硝酸纤维素滤膜、尼龙膜和 Whatman 541

滤纸。常规细菌筛选和各种杂交时多选用硝酸纤维素滤膜作为固相支持体。不同商标的尼龙膜需要进行不同处理,在 DNA 固定和杂交的过程中要严格按生产厂家的说明书来进行。Whatman 541 滤纸有很高的湿强度,最早用于筛选细菌菌落。该滤纸主要用于筛选一些基因文库。固定化 DNA 的杂交条件基本与使用硝酸纤维素滤膜时所建立的条件相同。

三、基因芯片技术

基因芯片系指大量序列已知的寡聚核苷酸探针被固定于支持物(玻璃片、硅片、硝酸纤维素膜等)上后,与待测标本中标记的 DNA 或 RNA 进行分子杂交,通过检测每个探针分子的杂交信号强度,获取样品分子的序列信息。该技术最大的优势在于能够同时分析成千上万个基因,其无可比拟的信息量、高通量及快速、准确地分析基因的能力在菌种鉴定、耐药性检测、基因组比较分析等方面发挥着重要的作用,但由于仪器昂贵和制备芯片成本偏高等因素限制了其临床推广。随着芯片技术在其他生命科学领域的延伸,基因芯片概念已泛化到生物芯片,包括基因芯片、蛋白质芯片、糖芯片、细胞芯片、流式芯片、组织芯片和芯片实验室等。

第四节 自动化酶免疫分析技术

抗原抗体特异性反应的特性引入到临床实验诊断技术上,已有很长的历史并发挥了重要的作用。除了利用抗原抗体特异性反应的原理进行某种未知物质的定性了解(定性方法)外,应用这一原理进行物质的定量分析在临床应用上已越来越广泛和深入。标记免疫化学分析技术就是一类很重要的免疫定量分析技术,酶联免疫吸附剂测定(enzyme-linked immune sorbent assay,ELISA)技术的问世是免疫学定量分析方法的重要标志之一。从 ELISA 引申出来的一系列标记酶免疫化学分析(简称酶免疫分析,EIA)技术,使标记免疫化学分析技术得以丰富和完善,并得到广泛应用。本节着重介绍 ELISA 技术的自动化及应用。

一、免疫分析技术的发展

酶免疫分析(enzyme-linked immunoassay,EIA)是利用酶催化反应的特性来进行检测和定量分析免疫反应的。在实践上,首先要让酶标记的抗体或抗原与相应的配体(抗原或抗体)发生反应,然后再加入酶底物。酶催化反应发生后,可通过检测下降的酶底物浓度或升高的酶催化产物浓度来达到检测或定量分析抗原抗体反应的目的。

1971年,恩瓦尔和佩尔曼发表了酶联免疫吸附剂测定用于 IgG 定量测定的文章,从此开始普遍应用这种方法。在标记酶的研究上学者们做了大量工作,包括酶的种类开发、酶催化底物的应用、酶促反应的扩大效应研究,以及底物检测手段等。

(一)酶联免疫吸附剂分析

这是一项广泛应用于临床分析的 EIA 技术。在这一方法中,一种反应组分非特异性地吸附或以共价键形式结合于固体物的表面,像微量反应板孔的表面、磁颗粒表面或塑料球珠表面。吸附的组分有利于分离结合和游离的标记反应物。ELISA 技术可分为双抗体夹心法、间接法和竞争法三类。双抗体夹心法多用于检测抗原,是最广泛应用的 ELISA 技术,但此法检测的抗原,应至少有两个结合位点,故不能用于检测半抗原物质。间接法是检测抗体最常用的方法,只要更换不同的固相抗原,用一种酶标抗抗体就可检测出各种相应的抗体。竞争法可用于检测抗原和抗体。

(二)倍增性免疫分析技术

酶倍增性免疫分析技术(enzyme multiplied immunoassay technique,EMIT),也是一种广泛应用于临床分析的 EIA 技术。由于EMIT不需要"分离"这一步骤,易于操作,现用于分析各种药物、激素及代谢产物。EMIT 易于实现自动化操作。在这一技术中,抗体药物、激素或代谢产物的抗体与底物一起加入被检的患者标本中,让抗原抗体发生结合反应,再加入一定量的酶标记的相应药物、激素或代谢产物作为第二试剂;酶标志物与相应的过量抗体结合,形成抗原抗体复合物,这一结合封闭了酶触底物的活性位点或改变酶的分子构象,从而影响酶的活性。抗原抗体复合物形成引起的酶活性的相应改变与患者标本中待测成分的浓度成比例关系。从校准品曲线上即可算出待测成分的浓度。

(三)隆酶供体免疫分析

隆酶供体免疫分析这一分析技术是一项利用基因工程技术设计和发展起来的 EIA 技术。通过巧妙地操作大肠埃希菌的 lac 操纵子的 Z 基因,制备出 β-岩藻糖苷酶的无活性片段(酶供体和受体)。这两种片段可自然地装配重组形成有活性的酶,即使是供体片段结合到抗原上也不受影响。但是,当抗体结合到酶供体-抗原胶连体时,则会抑制这种装配重组,使有活性的酶不能形成。因此,在酶受体存在的情况下,被检抗原与酶供体-抗原胶连体对相应一定量的抗体的竞争便决定了有活性的酶的多少,被检抗原浓度高时,有活性酶形成的抑制便减少,反之便增多。测定酶活性可反映出被检抗原的量。

EIA 所用的酶主要有碱性磷酸酶、辣根过氧化物酶、葡萄糖-6-磷酸脱氢酶及 β-岩藻糖苷酶。抗体的酶标记和抗原的酶胶连是通过双功能制剂的共价键联合技术来制备的,重组的胶连物是利用基因融合技术来制备的。

EIA 技术中,有各种各样的酶促反应检测体系。光学比色测定就是一种很普遍的检测。目前使用的比色计,像酶标仪,结构紧密,性能较高,且以多用途、可靠、易于操作及价廉等特点得到用户的青睐。然而,用荧光剂或化学发光剂标记底物或产物的 EIA 相比用光学比色的在灵敏度上更具优势。磷酸伞形花酮是一种不发荧光的底物,在碱性磷酸酶的催化下可转变成强荧光性的伞形花酮,这一酶促反应可用于以碱性磷酸酶做标记酶的 EIA 定量分析。用碱性磷酸酶做标记酶做化学发光免疫分析时,选择一种名叫 adamantyl1,2-dioxetanearyl phosphate 的化学发光剂作为底物可获得很好的灵敏度效果。在酶的浓度为 $10\sim21$ mol/L 时也可检出。酶级联反应也已用于 EIA 技术,其优点是结合了两种酶——标记酶碱性磷酸酶和试剂酶乙酰脱氢酶的放大效应,使检测的灵敏度大大提高。

化学发光 ELISA 技术作为常用的 ELA 技术,其自动化的发展已在临床应用上受到重视。目前,国外已有许多公司发展了从样品加样、洗板到最终比色过程全自动化的仪器,以满足临床检验的各种需要。国内已用的仪器主要型号:意大利 STB 公司生产的 AMP 型及 BRIO 型全自动酶免分析系统、基立福公司的 TRITURUS 型(变色龙)全自动酶免分析系统、伯乐公司的 Coda 型全自动酶免分析系统。另外,还有将加样和酶免分析分开处理的系统,如瑞士的 AT 型全自动标本处理系统和 FAME 型酶免分析系统。

二、ELISA 技术与自动化

(一)ELISA 技术的基本原理

1.双抗体夹心法

双抗体夹心法是检测抗原最常用的方法,可检测患者体液中各种微量抗原物质以及病原体有关的抗原,应用较广。其操作步骤是将特异性抗体包被载体,使形成固相抗体,洗去未结合的抗体和杂质后,加入待测样品,使其中相应抗原与固相抗体呈特异性结合,形成固相抗原抗体复合物,再洗涤除去未结合的物质,继加酶标记抗体,使与固相上的抗原呈特异性结合,经充分洗涤除去未结合的游离酶标记抗体,最后加入相应酶的底物化,固相的酶催化底物变成有色产物,颜色反应的程度与固相上抗原的量有关。

用此法检测的抗原应至少有两个结合位点,故不能用以检测半抗原物质。

2.间接法

间接法是检测抗体最常用的方法。其操作步骤是将特异性抗原包被载体,形成固相抗原,洗涤去除未结合的物质后,加待测样品,使其中待测的特异性抗体与固相抗原结合形成固相抗原抗体复合物,再经洗涤后,固相上仅留下特异性抗体,继加酶标记的抗人球蛋白(酶标抗抗体),使与固相复合物中的抗体结合,从而使待测抗体间接地标记上酶。洗涤去除多余的酶标抗抗体后,固相上结合的酶量就代表待测抗体的量。最后加底物显色,其颜色深度可代表待测定抗体量。

本法只要更换不同的固相抗原,用一种酶标抗抗体就可检测出各种相应的抗体。

3.竞争法

竞争法也可用以测定抗原和抗体。以测定抗原为例,受检抗原和酶标记抗原共同竞争结合固相抗体,因此与固相结合的酶标记抗原量与受检抗原量成反比,其操作步骤是将特异性抗体包被载体,形成固相抗体,洗涤去除杂质后,待测孔中同时加待测标本和酶标记抗原,使之与固相抗体反应。如待测标本中含有抗原,则与酶标记抗原共同竞争结合固相抗体。凡待测标本中抗原量较多,酶标记抗原结合的量就越少,洗涤去除游离酶标志物后,加底物显色。结果是不含受检抗原的对照孔,其结合的酶标记抗原最多,颜色最深。对照孔与待测颜色深度之差,代表受检标本中的抗原量。待测孔越淡,标本中抗原量越多。

(二)自动化

ELISA技术的理论基础与实践在一般的概念里,ELISA技术的可操作性强,不需复杂设备,甚至完全手工加样、洗板和肉眼判读结果,便可完成技术操作。近年来,人们的质量控制意识不断加强,要求尽可能做到最低限度地减小系统误差,降低劳动强度,这就需要解决ELISA技术中加样、温育、洗板及判读结果过程的系统误差问题及高效率运作问题,自动化技术应运而生。将ELISA技术的加样、温育、洗板及判读结果过程科学地、有机地、系统地结合,尽可能地减少各环节人为因素的影响,便成为自动化ELISA技术的理论基础。

在自动化 ELISA 技术中,可以将整个体系分成加样系统、温育系统、洗板系统、判读系统、机械臂系统、液路动力系统及软件控制系统等几种结构,这些系统既相互独立又紧密联系。加样系统包括加样针、条码阅读器、样品盘、试剂架及加样台等构件。加样针有两种,一为有特氟龙涂层的金属针,另一为可更换的一次性加样头(Tip)。有些仪器的加样针只配金属针,无一次性加样头,有些是两种针都配备。加样针的功能主要是加样品及试剂,它靠液路动力系统提供动力,通过注射器样的分配器进行精确加样。加样针的数量在各型号仪器上是不同的,有一根的、两根的或多根的。条码阅读器是帮助识别标本的重要装置,目前的仪器均配有此装置。样品盘除了放置标本外,还能放置稀释标本用的稀释管,供不同检测目的使用。试剂架是供放置酶标记试剂、显色液、终止液等试剂用的,有些型号的仪器这一部分是独立的,有些是并在样品盘上。加样台是酶标板放置的平台,有些仪器在台上设置温育装置,让温育在台上进行。整个加样系统由控制软件进行"按部就班"的协调操作。

温育系统主要由加温器及易导热的金属材料板架构成。有些是盒式的,有些是台式的。一般温度可控制在室温至 50 ℃。温育时间及温度设置是由控制软件精确调控的。

洗板系统是整个体系的重要组成部分,主要由支持板架、洗液注入针及液体进出管路等组成。洗液注入针一般是 8 头的。每项洗板的洗板残留量一般控制在 5 μL 以内,最好的设备可控制在2 μL内。洗板次数可通过软件控制实现并可更改。

读板系统由光源、激光片、光导纤维、镜片和光电倍增管组成,是对酶促反应最终结果作客观判读的设备。各型号仪器的比色探头配置不一样,有单头的,也有 8 头的。控制软件通过机械臂和输送轨道将酶标板送入读板器进行自动比色,再将光信号转变成数据信号并回送到软件系统进行分析,最终得出结果。

酶标板的移动靠机械臂或轨道运输系统来完成。机械臂的另一重要功能是移动加样针。机械系统的运动受控于控制软件,其运动非常精确和到位。

为了更易于理解自动化 ELISA 技术的操作,在此列举 AMP 型全自动酶免分析系统的操作过程。

(三)主要型号的全自动酶免分析仪的性能及特点

1.AMP 型全自动酶免分析仪

该型仪器适用于各样项目的 ELISA 检测。可随机设置检测模式,每块上可同时检测相关条件的 8 个项目。加标本的速度为700 个/小时;标本加样体积为

7~300 μL,进度为 1 μL 可调;加样精度为 10 μL 时 CV＜2.5％,100 μL 时 CV ＜1％。试剂加样速度为1 400孔/小时;加样体积为 10~300 μL;进度为 1 μL 可调,加样精度为 100 μL 时 CV＜2％。有液面感应装置。样品架为 6 个可移动模块,一次可放置 180 个标本和稀释管,有标本识别的条码阅读器。温育系统中有可检温度在 20~45 ℃之间的平式加热器,温度设置误差在±0.5 ℃内,真正工作时需预热 5 分钟;孵育架有 8 个板位,每个板位温度设置是一样的,不能独立。洗板机配有 8 头洗液注入头,无交叉吸液,每洗液残留体积＜5 μL。读板器光源为 20 W 钨光灯,有8光纤的光度计,检测器有8个硅管,滤光片架可同时装 8 个滤光片,一般配装 405 nm、450 nm、492 nm、550 nm、620 nm波长的滤光片。吸光度范围为 0~3.000 OD,分辨率为 0.001 OD,精度在 OD＝0.15 时,CV ＜2.5％;0.8 时,CV＜1.5％;1.5 时,CV＜1.5％。

2.Triturus型全自动酶免分析仪

该型仪器适用于各种项目的 ELISA 检测。随机安排项目检测,每板上可同时做 8 个相同条件的项目检测。可用加样针或 Tip 头加样;加样速度为每小时＞700 个;加样体积:用针时 2~300 μL,用 Tip 头时10~300 μL,进度均为 1 μL 可调;加样精度为:用针时 CV＜1％,用 Tip 头时 CV＜2％。试剂加样速度为每小时2 760孔;加样体积 2~300 μL,进度为 1 μL 可调;加样精度为 100 μL 时,CV ＜2％。有液面感应装置。标本架为一圆形可移动架,可同时放置 92 管标本和96 个稀释管。标本架中心为 12 个可移动的试剂架,并有 8 个稀释液架。有标本识别的条码阅读器,温育系统有可控温在 20~40 ℃的平台加热器,温度设置误差在±0.5 ℃内,工作时需预热 10 分钟;有 4 个加热孵育板位,轨道式振荡,每个板位独立控温,互不干扰。洗板机配有 8 头洗液注入头,液残量控制在 2 μL 以内。读板器有重复性读的单光纤光度计,光源为 20 W 钨光灯,检测器有1个硅光管,滤光片架可同时装 7 个滤光片,一般配装 405 nm、450 nm、492 nm、550 nm、600 nm、620 nm波长的滤光片,吸光度范围为 0~3.000 OD,分辨率为0.001 OD,精度为 CV＜1％。软件平台为Windows 95/98。

3.CODA 型全自动开放式酶免系统

在本系统上配用开放的 ELISA 药盖。整个酶免分析过程都在一个组合式的系统内完成:加样、孵育、洗板、结果判读、打印报告。但也可以自动操作酶免反应过程中个别的功能。一次操作中最高可设置 5 种分析项目。可同时做 3 块酶标板的分析,测试量可大可小。可以贮存标准曲线,并为下次的测试作校正调节。能将测出的资料进行曲线拟合的积分计算。在大量筛选样品时,可用阈值测定的方法,筛查大批定性分析的样品。酶标板的孔底为平底或"U""V"形底;样品管 5 mL 或 1.5 mL 均可放置。温育温度可控制在 $35 \sim 47$ ℃。检测光谱的波长范围为 $400 \sim 700$ nm。载板架有振板功能。软件平台为 Windows 95。

4. FAME 型酶免分析处理系统

该系统为除标本加样外的温育、加试剂、洗板、读板的自动化酶免分析装置。每项可同时处理 9 块酶标板。加样针为一次性,为回头加样探头,加样速度较快。酶试剂的混合须在机外进行。每板只能同时检测一个项目,但对于大样品、项目一致性强的工作,该系统应为上佳选择的机型。一般配上 AT 型标本处理系统,其全自动化的概念更可体现出来。

三、自动化 ELISA 技术的临床应用

由于 ELISA 技术具有无污染性、操作简便、项目易于开发等优点,加上已实现自动化,已受到临床实验室的重视。在骨代谢状况、糖尿病、药物浓度监测、内分泌学、生殖内分泌学、免疫血液学、肿瘤、感染性疾病、自身免疫病的诊断或监测上,ELISA 技术已占据了较优势的地位。但其与发光免疫技术比较起来,灵敏度上稍逊色了些。重点介绍以下内容。

(一)骨代谢中骨重吸收的指标(Crosslaps)

Crosslaps 是 I 型胶原连素中的 C 端肽交连区的商品名,是最近发展起来的一项反映骨形成和骨重吸收的重要指标。已有报道,在骨质疏松、佩吉特病、代谢性骨病等的患者中,尿中的 Crasslaps 升高。抑制骨重吸收的药物可导致 Crosslaps 水平降低。停经后妇女或骨质疏松患者雌激素等治疗可引起这一标志物降低。停经前妇女尿中 Crosslaps 的浓度一般在 $5 \sim 65$ nmol BCE/mmol Cr,正常男性为 86 nmol BCE/mmol Cr。

(二)与糖尿病有关的自身抗体

主要有抗谷氨酸脱羧酶抗(抗 GAD 抗体)IAA、ICA。

(三)细胞因子的检测

干扰素(IFN-α、γ、β)、白介素 $1 \sim 10$(IL-1$\sim$10)、TGFβ_1、TGFβ_2、TNFα 等。

(四)肝炎标志物及其他感染指标

甲、乙、丙、丁、戊型肝炎的血清学标志物,艾滋病病毒抗体,EB 病毒,巨细胞病毒,风疹病毒,弓形体等。

(五)自身免疫抗体

ENA、TGAb、TPOAb 等。

四、自动化 ELISA 技术应用展望

ELISA 技术在临床实验室里已是一项重要的应用技术,在病毒性肝炎血清学标志物的检测方面应用最广泛,在肿瘤标志物的检测上也经常用到该技术。但大多数的实验室仍停留在手工操作上,甚至连最基本的酶标仪都没有配备,势必影响到该技术的质量保证。

有人认为 ELISA 技术已逐步走向退化,可能会逐步退出临床实验室。研究者认为,这是一种不全面的看法。ELISA 技术除其自身的优点外,自动化的发展更应当为临床实验室提供可靠的质量保障,以及提高工作效率和减轻工作强度等。自动化的发展是 ELISA 技术更有生命力的象征。

应当提倡和推广自动化的 ELISA 技术。很重要的一点是,自动化技术大大减少了手工操作中造成的系统误差。比如,有些标本,尤其是低浓度的,反复手工测定时经常出现忽阴忽阳的情况,受很多主观因素的影响。当然,应用自动化设备会增加测试的成本,但这种成本的增加带来的是检测质量的保证。另外,应当看到,随着用户和产品的增加,设备的成本价格会逐渐下调。

第二章 红细胞检验

第一节 红细胞计数

红细胞计数是测定单位容积血液中红细胞数量,是血液一般检验基本项目之一。检验方法有显微镜计数法和血液分析仪法,本节介绍显微镜计数法。

一、检测原理

采用红细胞稀释液将血液稀释后,充入改良牛鲍计数板,在高倍镜下计数中间大方格内四角及中央共 5 个中方格内红细胞数,再换算成单位体积血液中红细胞数。

红细胞计数常用稀释液有 3 种,其组成及作用见表 2-1。

表 2-1 红细胞稀释液组成及作用

稀释液	组成	作用	备注
Hayem 液	氯化钠,硫酸钠,氯化汞	维持等渗,提高比密,防止细胞粘连,防腐	高球蛋白血症时,易造成蛋白质沉淀而使红细胞凝集
甲醛枸橼酸钠盐水	氯化钠,枸橼酸钠,甲醛	维持等渗,抗凝,固定红细胞和防腐	
枸橼酸钠盐水	31.3 g/L 枸橼酸钠		遇自身凝集素高者,可使凝集的红细胞分散

二、操作步骤

显微镜计数法。①准备稀释液:在试管中加入红细胞稀释液;②采血和加血:准确采集末梢血或吸取新鲜静脉抗凝血加至稀释液中,立即混匀;③充池:准备计数板、充分混匀红细胞悬液、充池、室温静置一定时间待细胞下沉;④计数:

高倍镜下计数中间大方格内四角及中央中方格内红细胞总数;⑤计算:换算成单位体积血液中红细胞数。

三、方法评价

显微镜红细胞计数法是传统方法,设备简单、试剂易得、费用低廉,适用于基层医疗单位和分散检测;缺点是操作费时,受器材质量、细胞分布及检验人员水平等因素影响,不易质量控制,精密度低于仪器法,不适用于临床大批量标本筛查。在严格规范操作条件下,显微镜红细胞计数是参考方法,用于血液分析仪的校准、质量控制和异常检测结果复核。

四、质量管理

(一)检验前管理

(1)器材:必须清洁、干燥。真空采血系统、血细胞计数板、专用盖玻片、微量吸管及玻璃刻度吸管等规格应符合要求或经过校正。

(2)生理因素:红细胞计数一天内变化为 4%,同一天上午 7 时最高,日间变化为 5.8%,月间变化为 5.0%。

(3)患者体位及状态:直立体位换成坐位 15 分钟后采血,较仰卧位 15 分钟后采血高 5%~15%;剧烈运动后立即采血可使红细胞计数值增高 10%。

(4)采血:应规范、顺利、准确,否则应重新采血。毛细血管血采集部位不得有水肿、发绀、冻疮或炎症;采血应迅速,以免血液出现小凝块致细胞减少或分布不均;针刺深度应适当(2~3 mm);不能过度挤压,以免混入组织液。静脉采血时静脉压迫应小于 1 分钟,超过 2 分钟可使细胞计数值平均增高 10%。

(5)抗凝剂:采用 EDTA-K$_2$ 作为抗凝剂,其浓度为 3.7~5.4 μmol/mL 血或 1.5~2.2 mg/mL 血,血和抗凝剂量及比例应准确并充分混匀。标本应在采集后 4 小时内检测完毕。

(6)红细胞稀释液:应等渗、新鲜、无杂质微粒(应过滤),吸取量应准确。

(7)WHO 规定,如标本储存在冰箱内,检测前必须平衡至室温,并至少用手颠倒混匀 20 次。

(8)为避免稀释溶血和液体挥发浓缩,血液稀释后应在 1 小时内计数完毕。

(二)检验中管理

1.操作因素

(1)计数板使用:WHO 推荐以"推式"法加盖玻片,以保证充液体积高度为

0.10 mm。

（2）充池：充池前应充分混匀细胞悬液，可适当用力振荡，但应防止气泡产生及剧烈振荡破坏红细胞；必须一次性充满计数室（以充满但不超过计数室台面与盖玻片之间的矩形边缘为宜），不能断续充液、满溢、不足或产生气泡，充池后不能移动或触碰盖玻片。

（3）计数域：血细胞在充入计数室后呈随机分布或 Poisson 分布，由此造成计数误差称为计数域误差，是每次充池后血细胞在计数室内分布不可能完全相同所致，属于偶然误差。扩大血细胞计数范围或数量可缩小这种误差。根据下述公式推断，欲将红细胞计数误差（CV）控制在 5％以内，至少需要计数 400 个红细胞。

（4）计数：应逐格计数，按一定方向进行，对压线细胞应遵循"数上不数下、数左不数右"原则。

（5）红细胞在计数池中如分布不均，每个中方格之间相差超过 20 个，应重新充池计数。在参考范围内，2 次红细胞计数相差不得＞5％。

$$CV = \frac{s}{m} \times 100\% = \frac{1}{\sqrt{m}} \times 100\%$$

式中，s：标准差，m：红细胞多次计数的均值。

2.标本因素

（1）白细胞数量：WBC 在参考范围时，仅为红细胞的 1/1 000～1/500，对红细胞数量影响可忽略，但 WBC＞100×10^9/L 时，应校正计数结果：实际 RBC＝计数 RBC－WBC；或在高倍镜下计数时，不计白细胞（白细胞体积较成熟红细胞大，中央无凹陷，可隐约见到细胞核，无草黄色折光）。

（2）有核红细胞或网织红细胞：增生性贫血时，有核红细胞增多或网织红细胞提前大量释放时，可干扰红细胞计数。

（3）冷凝集素：可使红细胞凝集，造成红细胞计数假性减低。

3.室内质量控制（IQC）及室间质量评价（EQA）

血细胞显微镜计数法尚缺乏公认或成熟质量评价与考核方法，是根据误差理论设计的评价方法。

（1）双份计数标准差评价法：采用至少 10 个标本，每个均作双份计数，由每个标本双份计数之差计算标准差，差值如未超出 2 倍差值标准差范围，则认为结果可靠。

（2）国际通用评价法：可参考美国 1988 年临床实验室改进修正案（CLIA88）

能力验证计划的允许总误差进行评价,通过计算靶值偏倚情况进行血细胞计数质量评价:质量标准＝靶值±允许总误差。允许总误差可以是百分数、固定值、组标准差(s)倍数。红细胞计数允许误差标准是计数结果在靶值±6%以内。

五、临床应用

(一)红细胞增多

(1)严重呕吐、腹泻、大面积烧伤及晚期消化道肿瘤患者。多为脱水血浓缩使血液中的有形成分相对地增多所致。

(2)心肺疾病:先天性心脏病、慢性肺脏疾病及慢性一氧化碳中毒等。因缺氧必须借助大量红细胞来维持供氧需要。

(3)干细胞疾病:真性红细胞增多症。

(二)红细胞减少

(1)急性或慢性失血。

(2)红细胞遭受物理、化学或生物因素破坏。

(3)缺乏造血因素、造血障碍和造血组织损伤。

(4)各种原因的血管内或血管外溶血。

第二节　网织红细胞计数

网织红细胞(reticulocyte,Ret,RET)是介于晚幼红细胞和成熟红细胞之间的尚未完全成熟的红细胞,因胞质中残留一定量的嗜碱性物质核糖核酸(RNA),经新亚甲蓝或煌焦油蓝等碱性染料活体染色后,RNA凝聚呈蓝黑色或蓝紫色颗粒,颗粒多时可连成线状或网状结构(图2-1)。RET在骨髓停留一段时间后释放入血,整个成熟时间约48小时。RET较成熟红细胞大,直径为8.0～9.5 μm。随着红细胞发育成熟,RNA逐渐减少至消失;RET网状结构越多,表示细胞越幼稚。ICSH据此将其分为Ⅰ～Ⅳ型(表2-2)。

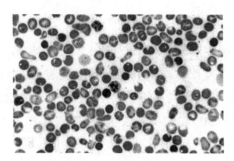

图 2-1 网织红细胞

表 2-2 网织红细胞分型及特征

分型	形态特征	正常存在部位
Ⅰ型(丝球型)	RNA 呈线团样几乎充满红细胞	仅存在骨髓中
Ⅱ型(网型或花冠型)	RNA 呈松散的线团样或网状	大量存在骨髓中,外周血很难见
Ⅲ型(破网型)	网状结构少,呈断线状或不规则枝状连接或排列	主要存在骨髓中,外周血可见少量
Ⅳ型(颗粒型或点粒型)	RNA 呈分散的颗粒状或短丝状	主要存在外周血中

一、检测原理

RET 检测方法有显微镜法、流式细胞术法和血液分析仪法。

(一)显微镜法

活体染料的碱性基团(带正电荷)可与网织红细胞嗜碱性物质 RNA 的磷酸基(带负电荷)结合,使 RNA 间负电荷减少而发生凝缩,形成蓝色颗粒状、线状甚至网状结构。在油镜下计数一定量红细胞中 RET 数,换算成百分率。如同时做 RBC 计数,则可计算出 RET 绝对值。

显微镜法 RET 活体染色染料有灿烂煌焦油蓝(brilliant cresyl blue,又称灿烂甲酚蓝)、新亚甲蓝(new methylene blue,又称新次甲基蓝)和中性红等,其评价见表 2-3。

表 2-3 显微镜法 RET 活体染色染料评价

染料	评价
煌焦油蓝	普遍应用,溶解度低,易形成沉渣附着于红细胞表面,影响计数;易受 Heinz 小体和 HbH 包涵体干扰
新亚甲蓝	对 RNA 着色强且稳定,Hb 几乎不着色,利于计数。WHO 推荐使用
中性红	浓度低、背景清晰,网织颗粒鲜明,不受 Heinz 小体和 HbH 包涵体干扰

(二)流式细胞术(flow cytometry,FCM)法

RET 内 RNA 与碱性荧光染料(如派洛宁 Y、吖啶橙、噻唑橙等)结合后,用流式细胞仪或专用自动网织红细胞计数仪进行荧光细胞(RET)计数,同时报告 RET 绝对值。仪器还可根据荧光强度(RNA 含量)将 RET 分为强荧光强度(HFR)、中荧光强度(MFR)和弱荧光强度(LFR),计算出 RET 成熟指数(reticulocyte maturation index,RMI)。

$$RMI\% = \frac{HFR+MFR}{LFR} \times 100$$

二、操作步骤

显微镜法(试管法)。①加染液:在试管内加入染液数滴。②加血染色:加入新鲜全血数滴,立即混匀,室温放置一定时间(CLSI推荐 3～10 分钟)。③制备涂片:取混匀染色血滴制成薄片,自然干燥。④观察:低倍镜下观察并选择红细胞分布均匀、染色效果好的部位。⑤计数:常规法,油镜下计数至少 1 000 红细胞数量中 RET 数;Miller 窥盘法,将 Miller 窥盘置于目镜内,分别计数窥盘小方格(A 区)内成熟红细胞数和大格内(B 区)RET 数。⑥计算算式如下。

$$常规法:RET\% = \frac{计数\ 1\ 000\ 个成熟红细胞中网织红细胞数}{1\ 000} \times 100$$

$$Miller\ 窥盘法:RET\% = \frac{大方格内网织红细胞数}{小方格内红细胞数\times9} \times 100$$

$$RET\ 绝对值(个/L) = \frac{红细胞数}{L} \times RET(\%)$$

三、方法评价

网织红细胞计数的方法评价见表 2-4。

表 2-4　网织红细胞计数方法评价

方法	优点	缺点
显微镜法	操作简便、成本低、形态直观。试管法重复性较好、易复查,为参考方法。建议淘汰玻片法	影响因素多,重复性差、操作烦琐
流式细胞术法	灵敏度、精密度高,适合批量检测	仪器贵、成本高,成熟红细胞易被污染而影响结果
血液分析仪法	灵敏度、精密度高,易标准化、参数多,适合批量检测	影响因素多,H-J 小体、有核红细胞、镰状红细胞、巨大血小板、寄生虫等可致结果假性增高

四、质量管理

(一)检验前管理

1.染液

煌焦油蓝染液最佳浓度为 1%,在 100 mL 染液中加入 0.4 g 柠檬酸三钠,效果更好。应储存于棕色瓶,临用前过滤。WHO 推荐使用含 1.6% 草酸钾的 0.5% 新亚甲蓝染液。

2.标本因素

因 RET 在体外可继续成熟使数量逐渐减少,因此,标本采集后应及时处理。

3.器材和标本采集等要求

同红细胞计数。

(二)检验中管理

1.操作因素

(1)染色时间:室温低于 25 ℃时应适当延长染色时间或放置 37 ℃温箱内染色 8~10 分钟。标本染色后应及时检测,避免染料吸附增多致 RET 计数增高。

(2)染液与血液比例以 1∶1 为宜,严重贫血者可适当增加血液量。

(3)使用 Miller 窥盘(ICSH 推荐):以缩小分布误差,提高计数精密度、准确度和速度。

(4)计数 RBC 数量:为控制 CV 为 10%,ICSH 建议根据 RET 数量确定所应计数 RBC 数量(表 2-5)。

表 2-5 ICSH:RET 计数 CV=10% 时需镜检计数 RBC 数量

RET(%)	计数 Miller 窥盘小方格内 RBC 数量	相当于缩视野法计数 RBC 数量
1~2	1 000	9 000
3~5	500	4 500
6~10	200	1 800
11~20	100	900

(5)CLSI 规定计数时应遵循"边缘原则",即数上不数下、数左不数右。如忽视此原则对同一样本计数时,常规法计数结果可比窥盘法高 30%。

2.标本因素

(1)ICSH 和 NCCLS 规定:以新亚甲蓝染液染色后,胞质内凡含有 2 个以上网织颗粒的无核红细胞计为 RET。

(2)注意与非特异干扰物鉴别:RET 为点状或网状结构,分布不均;HbH 包涵体为圆形小体,均匀散布在整个红细胞中,一般在孵育 10~60 分钟后出现;Howell-Jolly 小体为规则、淡蓝色小体;Heinz 小体为不规则突起状、淡蓝色小体。

3.质控物

目前,多采用富含 RET 抗凝脐带血制备的质控品,通过定期考核检验人员对 RET 辨认水平进行 RET 手工法质量控制,但此法无法考核染色、制片等环节。CLSI 推荐 CPD 抗凝全血用于 RET 自动检测的质量控制物。

五、临床应用

(一)参考范围

参考范围见表 2-6。

表 2-6　网织红细胞参考范围

方法	人群	相对值 (%)	绝对值 (×10⁹/L)	LFR (%)	MFR (%)	HFR (%)
手工法	成年人、儿童	0.5~1.5	24~84			
	新生儿	3.0~6.0				
FCM	成年人	0.7±0.5	43.6±19.0	78.8±6.6	18.7±5.1	2.3±1.9

(二)临床意义

外周血网织红细胞检测是反映骨髓红系造血功能的重要指标。临床应用主要如下。

1.评价骨髓增生能力与判断贫血类型

(1)增高:表示骨髓红细胞造血功能旺盛,见于各种增生性贫血,尤其是溶血性贫血,RET 可达 6%~8%或以上,急性溶血时可达 20%~50%或以上;红系无效造血时,骨髓红系增生活跃,外周血 RET 则正常或轻度增高。

(2)减低:见于各种再生障碍性贫血、单纯红细胞再生障碍性贫血等。RET <1%或绝对值<15×10⁹/L 为急性再生障碍性贫血的诊断指标。

通常,骨髓释放入外周血 RET 主要为Ⅳ型,在血液中 24 小时后成为成熟红细胞。增生性贫血时,幼稚 RET 提早进入外周血,需 2~3 天后才成熟,即在血液停留时间延长,使 RET 计数结果高于实际水平,不能客观反映骨髓实际造血能力。因 RET 计数结果与贫血严重程度(Hct 水平)和 RET 成熟时间有关,采用网织红细胞生成指数(reticulocyte production index,RPI)可校正 RET 计数结果。

$$RPI=\frac{患者\ Hct}{正常\ Hct(0.45)}\times\frac{患者\ RET(\%)}{RET\ 成熟时间(d)}$$

HcT/RET 成熟时间(d)关系:$(0.39\sim0.45)/1$,$(0.34\sim0.38)/1.5$,$(0.24\sim0.33)/2.0$,$(0.15\sim0.23)/2.5$ 和 $<0.15/3.0$。正常人 RPI 为 1;RPI$<$1 提示贫血为骨髓增生低下或红系成熟障碍所致;RPI$>$3 提示贫血为溶血或失血,骨髓代偿能力良好。

2.观察贫血疗效

缺铁性贫血或巨幼细胞贫血分别给予铁剂、维生素 B_{12} 或叶酸治疗,$2\sim3$ 天后 RET 开始增高,$7\sim10$ 天达最高(10%左右),表明治疗有效,骨髓造血功能良好。反之,表明治疗无效,提示骨髓造血功能障碍。EPO 治疗后 RET 也可增高达 2 倍之多,$8\sim10$ 天后恢复正常。

3.放疗、化疗监测

放疗和化疗后造血恢复时,可见 RET 迅速、短暂增高。检测幼稚 RET 变化是监测骨髓恢复较敏感的指标,出现骨髓抑制时,HFR 和 MFR 首先降低,然后出现 RET 降低。停止放疗、化疗,如骨髓开始恢复造血功能,上述指标依次上升,可同时采用 RMI 监测,以适时调整治疗方案,避免造成骨髓严重抑制。

4.骨髓移植后监测骨髓造血功能恢复

骨髓移植后第 21 天,如 RET$>15\times10^9$/L,常表示无移植并发症。如 RET$<15\times10^9$/L 伴中性粒细胞和血小板增高,提示骨髓移植失败可能,此可作为反映骨髓移植功能良好指标,且不受感染影响。

第三节 血红蛋白测定

血红蛋白(hemoglobin,Hb,HGB)为成熟红细胞主要成分,在人体中幼、晚幼红细胞和网织红细胞中合成,由血红素(heme)和珠蛋白(globin)组成结合蛋白质,相对分子质量为 64 458。每个 Hb 分子含有 4 条珠蛋白肽链,每条肽链结合 1 个亚铁血红素,形成具有四级空间结构四聚体。亚铁血红素无种属特异性,由 Fe^{2+} 和原卟啉组成。Fe^{2+} 位于原卟啉中心,有 6 个配位键,其中 4 个分别与原卟啉分子中 4 个吡咯 N 原子结合,第 5 个与珠蛋白肽链的 F 肽段第 8 个氨基酸(组氨酸)的咪唑基结合,第 6 个配位键能可逆地与 O_2 和 CO_2 结合。当某些强氧化剂将血红蛋白 Fe^{2+} 氧化成 Fe^{3+} 时,则失去携氧能力。珠蛋白具有种属特异性,其合成与氨基酸排列受独立的基因编码控制。每个珠蛋白分子由 2 条 α 类链与 2 条非 α 类链组成,非 α 类链包括 β、γ、δ、ε 等。人类不同时期血红蛋白的种类、肽链组成和比例不同(表 2-7)。

表 2-7　不同时期血红蛋白种类、肽链组成和比例

时期	种类	肽链	比例
胚胎时期	血红蛋白 Gower-1(Hb Gower-1)	$\xi_2\varepsilon_2$	
	血红蛋白 Gower-2(Hb Gower-2)	$\alpha_2\xi_2$	
	血红蛋白 Portland(Hb Portland)	$\xi_2\gamma_2$	
胎儿时期	胎儿血红蛋白(HbF)	$\alpha_2\gamma_2$	新生儿>70%,1 岁后<2%
成人时期	血红蛋白 A(HbA)	$\alpha_2\beta_2$	90%以上
	血红蛋白 A2(HbA2)	$\alpha_2\delta_2$	2%~3%
	胎儿血红蛋白(HbF)	$\alpha_2\gamma_2$	<2%

　　血红蛋白在红细胞中以多种状态存在。生理条件下,99% Hb 铁呈 Fe^{2+} 状态,称为还原血红蛋白(deoxyhemoglobin,reduced hemoglobin,Hbred);Fe^{2+} 状态的 Hb 可与 O_2 结合,称为氧合血红蛋白(oxyhemoglobin,HbO_2);如果 Fe^{2+} 被氧化成 Fe^{3+},称为高铁血红蛋白(methemoglobin,MHb,Hi)。如第 6 个配位键被 CO 占据,则形成碳氧血红蛋白(carboxyhemoglobin,HbCO),其比 O_2 的结合力高240 倍;如被硫占据(在含苯肼和硫化氢的环境中)则形成硫化血红蛋白(sulfhemoglobin,SHb),这些统称为血红蛋白衍生物。

　　Hb 测定方法有多种,现多采用比色法,常用方法有氰化高铁血红蛋白(hemiglobincvanide,HiCN)测定法、十二烷基硫酸钠血红蛋白(sodium dodecyl sulfate hemoglobin,SDS-Hb)测定法、叠氮高铁血红蛋白(hemiglobin azide,HiN_3)测定法、碱羟高铁血红素(alkaline heamatindetergent,AHD_{575})测定法和溴代十六烷基三甲胺(CTAB)血红蛋白测定法等。HiCN 测定法为目前最常用 Hb 测定方法,1966 年,国际血液学标准化委员会(International Council for Standardization in Haematology,ICSH)推荐其作为 Hb 测定标准方法。1978 年,国际临床化学联合会(International Federation of Clinical Chemistry,IFCC)和国际病理学

会(International Academy of Pathology,IAP)联合发表的国际性文件中重申了HiCN法。HiCN法也是WHO和ICSH推荐的Hb测定参考方法。本节重点介绍HiCN测定法。

一、检测原理

HiCN法是在HiCN转化液中,红细胞被溶血剂破坏后,高铁氰化钾可将各种血红蛋白(SHb除外)氧化为高铁血红蛋白(Hi),Hi与氰化钾中CN-结合生成棕红色氰化高铁血红蛋白(HiCN)。HiCN最大吸收峰为540 nm。在特定条件下,毫摩尔吸收系数为44 L/(mmol·cm),根据测得吸光度,利用毫摩尔吸收系数计算或根据HiCN参考液制作标准曲线,即可求得待测标本血红蛋白浓度。

HiCN转化液有多种,较为经典的有都氏(Drabkin's)液和文-齐(van Kampen and Zijlstra)液。WHO和我国卫生行业标准WS/T341-2011《血红蛋白测定参考方法》推荐使用文-齐液。血红蛋白转化液成分与作用见表2-8。

表2-8　血红蛋白转化液成分与作用

稀释液	试剂成分	作用
都氏液	$K_3Fe(CN)_6$、KCN	形成HiCN
	$NaHCO_3$	碱性,防止高球蛋白致标本浑浊
文-齐液	$K_3Fe(CN)_6$、KCN	形成HiCN
	非离子型表面活性剂	溶解红细胞、游离Hb,防止标本浑浊
	KH_2PO_4(无水)	维持pH在7.2±0.2,防止高球蛋白致标本浑浊

二、操作步骤

(一)直接测定法

(1)加转化液:在试管内加入HiCN转化液。

(2)采血与转化:取全血加入试管底部,与转化液充分混匀,静置一定时间。

(3)测定吸光度:用符合WHO标准的分光光度计,波长540 nm、光径1.000 cm,以HiCN试剂调零,测定标本吸光度。

(4)计算:换算成单位体积血液内血红蛋白浓度。

(二)参考液比色测定法

如无符合WHO标准分光光度计,则采用此法。

(1)按直接测定法(1)~(3)步骤测定标本吸光度。

(2)制作HiCN参考液标准曲线:将HiCN参考液倍比稀释成多种浓度的

Hb 液,按标本测定条件分别测定吸光度,绘制标准曲线。通过标准曲线查出待测标本 Hb 浓度。

三、方法评价

血红蛋白测定方法评价见表 2-9。

表 2-9　血红蛋白测定方法评价

方法	优点	缺点
HiCN	操作简便、快速,除 SHb 外均可被转化,显色稳定;试剂及参考品易保存,便于质量控制;已知吸收系数,为参考方法。测定波长 540 nm	①KCN 有剧毒;②高白细胞和高球蛋白可致浑浊;③HbCO 转化慢
SDS-Hb	试剂无公害,操作简便,呈色稳定,准确度和精密度高,为次选方法。测定波长 538 nm	①SDS-Hb 消光系数未确定,标准曲线制备或仪器校正依赖 HiCN 法;②SDS 质量差异性大;③SDS 溶血性强,破坏白细胞,不适于溶血后同时计数 WBC
HiN$_3$	显色快且稳定,准确度和精密度较高,试剂毒性低(为 HiCN 法的 1/7)。测定波长 542 nm	①HbCO 转化慢;②试剂有毒
AHD$_{575}$	试剂简单无毒,显色稳定。准确度和精密度较高。以氯化血红素为标准品,不依赖 HiCN 法。测定波长 575 nm	①测定波长 575 nm,不便于自动化分析;②采用氯化血红素作标准品纯度达不到标准
CTAB	溶血性强,但不破坏白细胞	精密度和准确度较上法略低

四、质量管理

(一)检验前管理

1.器材

(1)分光光度计校准:分光光度计波长、吸光度、灵敏度、稳定性、线性和准确度均应校正。波长:误差<1 nm;杂光影响仪器线性、灵敏度和准确性,应采用镨钕滤光片校正;杂光水平控制在1.5%以下;HiCN 参考品法:$A_{\lambda540\,nm}/A_{\lambda504\,nm}=$ 1.590~1.630。

(2)比色杯光径 1.000 cm,允许误差为≤0.5%,用 HiCN 试剂作空白,波长为 710~800 nm,吸光度应 HiCN<0.002。

(3)微量吸管及玻璃刻度吸管规格应符合要求或经校正。

(4)制作标准曲线或标定 K 值:每更换 1 次转化液或仪器使用一段时间后应重新制作标准曲线或标定 K 值。

2.试剂

(1)HiCN转化液:应使用非去离子蒸馏水配制,pH为7.0～7.4,滤纸过滤后 $A_{10\ mm}^{\lambda 540nm}$ ＜0.001;用有塞棕色硼硅玻璃瓶避光储存于4～10℃,储存在塑料瓶可致CN-丢失,冰冻保存可因结冰致高铁氰化钾还原失效;变绿或浑浊不能使用;Hb(除SHb和HbCO外)应在5分钟内完全转化;配制试剂应严格按照剧毒品管理程序操作。

(2)HiCN参考液(标准液):纯度应符合ICSH规定的扫描图形,即在450～750 nm波长范围,吸收光谱应符合波峰在540 nm、波谷在504 nm、$A_{\lambda 540\ nm}/A_{\lambda 504\ nm}$为1.590～1.630和$A_{\lambda 750\ nm}$≤0.003;无菌试验(普通和厌氧培养)阴性;精密度CV≤0.5%;准确度:以WHO和HiCN参考品为标准,测定值与标示值之差≤0.5%;稳定性:3年内不变质、测定值不变;棕色瓶分装,每支不少于10 mL;在有效期内 $A_{\lambda 540\ nm}/A_{\lambda 504\ nm}$为1.590～1.630。

(3)HiCN工作参考液:测定值与标定值之差≤1%。其他要求同参考液。

(4)溶血液:以参考液为标准,随机抽取10支测定,其精密度(CV)小于1%;准确度测定值与标示值误差≤1%;稳定1年以上,每支不少于0.5 mL,包装密封好;其纯度标准达到HiCN工作参考液。

3.其他

标本采集等要求同红细胞计数。临床实验室标准委员会(CLSI)推荐采用EDTA抗凝静脉血。

(二)检验中管理

1.标本因素

(1)血浆中脂质或蛋白质(异常球蛋白)含量增高、WBC＞20×10⁹/L、PLT＞700×10⁹/L、HbCO增高,因浊度增加引起血红蛋白假性增高。因白细胞过多引起的浑浊,可离心后取上清液比色;如为球蛋白异常增高所致,可向转化液中加入少许固体NaCl(约为0.25 g)或K_2CO_3(约为0.1 g),混匀后可使溶液澄清。

(2)HbCO转化为HiCN的速度较慢,可达数小时,加大试剂中$K_3Fe(CN)_6$的用量(×5),转化时间可为5分钟,且不影响检测结果。

2.其他

(1)转化液稀释倍数应准确。

(2)红细胞应充分溶解。

(3)应定期检查标准曲线和换算常数K。

3.IQC 及 EQA

(1)国际通用评价方法:血红蛋白允许总误差是靶值±7%。

(2)质量控制物:枸橼酸-枸橼酸钠-葡萄糖(acid citrate dextrose,ACD)抗凝全血质控物可用于多项血细胞参数的质量控制;醛化半固定红细胞可用于红细胞和血红蛋白质量控制;溶血液、冻干全血可用于单项血红蛋白质量控制。其中,定值溶血液适用于手工法血红蛋白质量控制。

(三)检验后管理

1.标本因素

某些因素可影响检测结果,如大量失血早期,主要是全身血容量减少,而血液浓度改变很少,红细胞和血红蛋白检测结果很难反映贫血存在。如各种原因所致脱水或水潴留,影响血浆容量,造成血液浓缩或稀释,红细胞和血红蛋白检测结果增加或减少,影响临床判断。

2.废液处理

检测完毕后,将废液集中于广口瓶中,以水 1:1 稀释废液,再向每升稀释废液中加入 35 mL 次氯酸钠溶液(或 40 mL"84"消毒液),混匀后敞开容器口放置 15 小时以上才能进一步处理。HiCN 废液不能与酸性溶液混合,因氰化钾遇酸可产生剧毒的氢氰酸气体。

五、临床应用

(一)参考范围

红细胞及血红蛋白参考范围见表 2-10。

表 2-10　红细胞及血红蛋白参考范围

人群	RBC($\times 10^{12}$/L)	Hb(g/L)
成年男性	4.09～5.74	131～172
成年女性	3.68～5.13	113～151
新生儿	5.2～6.4	180～190
婴儿	4.0～4.3	110～12
儿童	4.0～4.5	120～140
老年男性(>70 岁)		94～122
老年女性(>70 岁)		87～112

(二)临床意义

血红蛋白测定与红细胞计数临床意义相似,但某些贫血两者减少程度可不一致;红细胞计数可判断红细胞减少症和红细胞增多症,判断贫血程度时血红蛋白测定优于红细胞计数。因此,两者同时测定更具临床应用价值。

1.生理变化

(1)生理性增高:见于机体缺氧状态,如高原生活、剧烈体力活动等;肾上腺素增高,如冲动、兴奋和恐惧等情绪波动;长期重度吸烟;雄激素增高(如成年男性高于女性);日内上午 7 时最高;静脉压迫时间>2 分钟增高 10%;毛细血管血比静脉血高 10%~15%;应用毛果芸香碱、钴、肾上腺素、糖皮质激素药物等,红细胞一过性增高。

(2)生理性减低:见于生理性贫血,如 6 个月到 2 岁婴幼儿为造血原料相对不足所致,老年人为造血功能减退所致,孕妇为血容量增加、血液稀释所致;长期饮酒约减少 5%。生理因素影响与同年龄、性别人群的参考范围相比,一般波动在±20%以内。

2.病理性变化

(1)病理性增高:成年男性 RBC>6.0×10^{12}/L,Hb>170 g/L;成年女性 RBC>6.5×10^{12}/L,Hb>160 g/L为红细胞和血红蛋白增高。①相对增高:见于呕吐、高热、腹泻、多尿、多汗、水摄入严重不足和大面积烧伤等因素造成暂时性血液浓缩。②继发性增高:见于缺氧所致 EPO 代偿性增高疾病,如慢性心肺疾病、异常血红蛋白病和肾上腺皮质功能亢进等;病理性 EPO 增高疾病,如肾癌、肝细胞癌、卵巢癌、子宫肌瘤和肾积水等。③原发性增高:见于真性红细胞增多症和良性家族性红细胞增多症等。

(2)病理性减低:各种病理因素所致红细胞、血红蛋白、血细胞比容低于参考范围下限,称为贫血。贫血诊断标准见(表 2-11)。根据病因和发病机制贫血可分为三大类(表 2-12)。此外,某些药物可致红细胞数量减少引起药物性贫血。

表 2-11　贫血诊断标准(海平面条件)

	Hb(g/L)	Hct	RBC(×10^{12}/L)
成年男性	120	0.40	4.0
成年女性	110(孕妇低于100)	0.35	3.5
出生 10 天以内新生儿	145		
1 月以上婴儿	90		
4 月以上婴儿	100		
6 个月至 6 岁儿童	110		
6~14 岁儿童	120		

表 2-12　根据病因及发病机制贫血分类

病因及发病机制	常见疾病
红细胞生成减少	
骨髓造血功能障碍	
干细胞增殖分化障碍	再生障碍性贫血,单纯红细胞再生障碍性贫血,急性造血功能停滞,骨髓增生异常综合征等
骨髓被异常组织侵害	骨髓病性贫血,如白血病、多发性骨髓瘤、骨髓纤维化、骨髓转移癌等
骨髓造血功能低下	继发性贫血,如肾病、肝病、慢性感染性疾病、内分泌疾病等
造血物质缺乏或利用障碍	
铁缺乏或铁利用障碍	缺铁性贫血,铁粒幼细胞性贫血等
维生素 B_{12} 或叶酸缺乏	巨幼细胞贫血等
红细胞破坏过多	
红细胞内在缺陷	
红细胞膜异常	遗传性球形、椭圆形、口形红细胞增多症,PNH
红细胞酶异常	葡萄糖-6-磷酸脱氢酶缺乏症,丙酮酸激酶缺乏症等
血红蛋白异常	珠蛋白生成障碍性贫血,异常血红蛋白病,不稳定血红蛋白病
红细胞外在异常	
免疫溶血因素	自身免疫性疾病,新生儿同种免疫性疾病,药物诱发,血型不合输血等
理化感染等因素	微血管病性溶斑性贫血,化学物质、药物、物理、生物因素所致溶血
其他	脾功能亢进
红细胞丢失增加	
急性失血	大手术,严重外伤,脾破裂,异位妊娠破裂等
慢性失血	月经量多,寄生虫感染(钩虫病),痔疮等

　　红细胞计数和血红蛋白测定的医学决定水平为:当 RBC $>6.8\times10^{12}$ 应采取治疗措施;RBC$<3.5\times10^{12}$/L 为诊断贫血界限。临床上,常以血红蛋白量判断贫血程度,Hb<120 g/L(女性 Hb <110 g/L)为轻度贫血;Hb<90 g/L 为中度贫血;Hb<60 g/L 为重度贫血;Hb<30 g/L 为极重度贫血;当 RBC$<1.5\times10^{12}$/L,Hb <45 g/L 时,应考虑输血。

第四节 血细胞比容测定

血细胞比容(hematocrit,Hct,HCT),又称红细胞压积(packed cell volume, PCV),是在规定条件下离心沉淀压紧红细胞在全血中所占体积比值。

一、检验原理

(一)微量法

一定量抗凝血液,经一定速度和时间离心沉淀后,计算压紧红细胞体积占全血容积的比例,即为血细胞比容。

(二)温氏法(Wintrobe 法)

温氏法与微量法同属离心沉淀法,微量法用高速离心,温氏法则为常量、中速离心。

(三)电阻抗法

电阻抗法为专用微量血细胞比容测定仪。根据血细胞相对于血浆为不良导体的特性,先用仪器测定标准红细胞含量的全血电阻抗值,再以参考方法测定其 HCT,计算出 HCT 与电阻抗值之间的数量关系(校正值),再利用待测标本测定电阻抗值间接算出标本 HCT。

(四)其他方法

放射性核素法、比重计法、折射仪法和黏度计法等。

二、操作步骤

微量法。①采血:常规采集静脉 EDTA-K$_2$ 抗凝血;②吸血:用虹吸法将血液吸入专用毛细管;③封口:将毛细管吸血端垂直插入密封胶封口;④离心:毛细管置于离心机,以一定相对离心力(relative centrifugal force,RCF)离心数分钟;⑤读数:取出毛细管,置于专用读数板中读数,或用刻度尺测量红细胞柱(以还原红细胞层表层的红细胞高度为准)、全血柱长度,计算两者比值即为血细胞比容。如Hct>0.5 时,须再离心 5 分钟。

三、方法评价

临床常用 Hct 检测方法评价见表 2-13。

四、质量管理

(一)检验前管理

(1)器材：应清洁干燥。CLSI 规定专用毛细管规格应符合要求（长为 75 mm±0.5 mm，内径为1.155 mm±0.085 mm，管壁厚度为 0.20 mm，允许误差为 0.18～0.23 mm，刻度清晰）。密封端口底必须平滑、整齐。离心机离心半径应＞8.0 cm，能在 30 秒内加速到最大转速，在转动圆周边 RCF 为 10 000～15 000 g 时，转动5 分钟，转盘温度不超过 45 ℃。

表 2-13　常用 Hct 检测方法评价

方法	优点	缺点
微量法	快速(5 分钟)、标本用量小、结果准确、重复性好，可批量检测。WHO 推荐参考方法	血浆残留少，需微量血液离心机
微量法(计算法)	ICSH(2003)推荐为候选参考方法，可常规用于 Hct 测定校准，Hct＝(离心 Hct－1.011 9)/0.973 6	需用参考方法测定全血 Hb 和压积红细胞 Hb 浓度。Hct＝全血 Hb/压积红细胞 Hb
温氏法	操作简单，无须特殊仪器，广泛应用	不能完全排除残留血浆，需单独采血，用血量大
血液分析仪法	简便、快速、精密度高，无须单独采血	需定期校正仪器
放射性核素法	准确性最高，曾被 ICSH 推荐为参考方法	操作烦琐，不适用于临床批量标本常规检测

(2)采血：空腹采血，以肝素或 EDTA-K_2 干粉抗凝，以免影响红细胞形态和改变血容量。采血应顺利，静脉压迫时间超过 2 分钟可致血液淤积和浓缩，最好不使用压脉带。应防止组织液渗入、溶血或血液凝固。

(3)CLSI 规定标本应储存在 22 ℃±4 ℃，并在 6 小时内检测。

(二)检验中管理

1.操作因素

(1)注血：抗凝血在注入离心管前应反复轻微振荡，使 Hb 与氧充分接触；注入时应防止气泡产生。吸入血量在管长 2/3 处为宜；用优质橡皮泥封固(烧融封固法会破坏红细胞)，确保密封。

(2)离心速度和时间：CLSI 和 WHO 建议微量法 RCF 为10 000～15 000 g，RCF(g)＝1.118×有效离心半径(cm)×$(r/min)^2$。

(3)放置毛细管的沟槽应平坦，胶垫应富有弹性。一旦发生血液漏出，应清洁离心盘后重新测定。

(4)结果读取与分析:应将毛细管底部红细胞基底层与标准读数板基线(0 刻度线)重合,读取自还原红细胞层以下红细胞高度。同一标本 2 次测定结果之差不可＞0.015。

2.标本因素

(1)红细胞增多(症)、红细胞形态异常时(如小红细胞、椭圆形红细胞或镰状红细胞)可致血浆残留量增加,Hct 假性增高,WHO 建议这类标本离心时间应至少延长 3 分钟。

(2)溶血和红细胞自身凝集可使 Hct 假性降低。

(三)检验后管理

如离心后上层血浆有黄疸或溶血现象应予以报告,以便临床分析。必要时可参考 RBC、Hb 测定结果,以核对 Hct 测定值的可靠性。

五、临床应用

(一)参考范围

微量法:成年男性 0.380～0.508,成年女性 0.335～0.450。

(二)临床意义

(1)Hct 增高或降低:其临床意义见表 2-14。Hct 与 RBC、MCV 和血浆量有关。红细胞数量增多、血浆量降低或两者兼有可致 Hct 增高;反之 Hct 降低。

表 2-14 Hct 测定临床意义

Hct	原因
增高	血浆量减少:液体摄入不足、大量出汗、严重腹泻或呕吐、多尿、大面积烧伤
	红细胞增多:真性红细胞增多症、缺氧、肿瘤、EPO 增多
降低	血浆量增多:竞技运动员、妊娠、原发性醛固酮增多症、补液过多
	红细胞减少:各种原因的贫血、出血

(2)作为临床补液量参考:各种原因致机体脱水,Hct 均增高,补液时应监测 Hct,当 Hct 恢复正常时表示血容量得到纠正。

(3)用于贫血的形态学分类:计算红细胞平均体积和红细胞平均血红蛋白浓度。

(4)作为真性红细胞增多症的诊断指标:当 Hct＞0.7,RBC 为(7～10)×10^{12}/L 和 Hb ＞180 g/L时即可诊断。

（5）作为血液流变学指标：增高表明红细胞数量偏高，全血黏度增加。严重者表现为高黏滞综合征，易致微循环障碍、组织缺氧，故可辅助监测血栓前状态。

RBC、Hb、Hct 每个参数均可作为贫血或红细胞增多的初筛指标，由于临床产生贫血的原因不同，其红细胞数量、大小和形态改变各有特征，因此，必须联合检测和综合分析，才可获得更有价值的临床信息。

第三章 白细胞检验

第一节 白细胞计数

白细胞目视计数法和白细胞计数的质量控制。

一、目视计数法

(一)原理

用稀醋酸溶液将血液稀释后,红细胞被溶解破坏,白细胞却保留完整的形态,混匀后充入计数池,在显微镜下计数一定体积中的白细胞,经换算得出每升血液中的白细胞数。

(二)试剂

(1)2%冰醋酸:冰醋酸 2 mL,蒸馏水 98 mL;10 g/L 亚甲蓝溶液 3 滴。2%冰醋酸稀释液为低渗溶液,可溶解红细胞,醋酸可加速其溶解,并能固定核蛋白,使白细胞核显现,便于辨认。

(2)21%盐酸:浓盐酸 1 mL 加蒸馏水 99 mL。

(三)器材

与红细胞计数相同。

(四)方法

取小试管 1 支,加白细胞稀释液 0.38 mL。用血红蛋白吸管准确吸取外周血 20 μL。擦去管尖外部余血,将吸管插入盛 0.38 mL 稀释液的试管底部,轻轻吹出血液,并吸取上清液洗涮 3 次,注意每次不能冲混稀释液,最后用手振摇试管混匀。充液,将计数池和盖玻片擦净,盖玻片盖在计数池上,再用微量吸管迅速吸取混匀悬液充入计数池中,静置 2～3 分钟后镜检。用低倍镜计数四角的

4 个大方格内的白细胞总数。对于压线的白细胞,应采取数上不数下、数左不数右的原则,保证计数区域的计数结果的一致性和准确性。

(五)计算

白细胞数/L＝4 个大方格内白细胞总数/4×10×20×10⁶＝4 个大方格内白细胞数×50×10⁶。式中:÷4 得每个大格内白细胞数;×10 由 0.1 μL 换算为 1 μL;×20 乘稀释倍数,得 1 μL 血液中白细胞数;×10⁶由 1 μL 换算为1L。

(六)正常参考值

成人,$(4\sim10)\times10^9/L(4\ 000\sim10\ 000/\mu L)$;新生儿,$(15\sim20)\times10^9/L$ $(15\ 000\sim20\ 000/\mu L)$;6 个月$\sim2$ 岁,$(11\sim12)\times10^9/L(11\ 000\sim12\ 000/\mu L)$。

(七)目视计数的质量控制

稀释液和取血量必须准确。向计数池冲液前应先轻轻摇动血样 2 分钟再冲池,但不可产生气泡,否则应重新冲池。白细胞太低者(白细胞$<5\times10^9/L$),可计数 9 个大方格中的白细胞数或计数8 个大方格内的白细胞,然后在上面的计算公式中除以 9(或除以 8)。或取血 40 μL,将所得结果除以 2,白细胞太高者,可增加稀释倍数或适当缩小计数范围,计算方法则视实际稀释倍数和计数范围而定。计数池中的细胞分布要均匀。判定白细胞在计数池的分布是否均匀,可以采用常规考核标准(RCS)来衡量。

$RCS＝(max-min)/\bar{x}\times100\%$,max 为 4 个大方格计数值中的最高值,min 为其中的最低值,$\bar{x}$ 为 4 个大方格计数值中的平均值$[即=\bar{x}(X_1+X_2 X_3+X_4)/4]$,由于计数的白细胞总数不同,对 RCS 的要求也不一样,见表 3-1。

表 3-1　白细胞计数(WBC)的常规考核标准(RCS)

WBC($\times10^9/L$)	RCS(%)
$\leqslant4$	$30\sim20$
$4.1\sim14.9$	$20\sim15$
$\geqslant15$	<15

当 RCS 大于上述标准时,说明白细胞在计数池中明显大小不均,应重新冲池计数。

当有核红细胞计数增多时,应校正后再计数,校正方法如下:

$$核准值＝100A/(100+B)$$

A 为校准前白细胞值,B 为白细胞分类计数时 100 个白细胞所能见到的有核红细胞数,当B≥10时,白细胞计数结果必须校正。

　　质量考核与质量要求:根据变异百分数(V)法可以对检验人员进行质量(准确度)考核。$V=|X-T|/T\times100\%$,T为靶值,X为测定值。质量得分$=100-2V$。V值越大,说明试验结果的准确度越低。质量评级优90～100分,良80～89分,中70～79分,差60～69分,不及格<60分。根据两差比值(r)法(见红细胞计数的质量控制)可以对个人技术进行(精密度)考核,若r≥2说明两次检查结果的差异显著。

　　白细胞分类计数法和质量控制。白细胞分类计数法:先用低倍镜观察全片的染色质量和细胞分布情况,注意血片的边缘和尾部是否有巨大异常细胞和微丝蚴等,然后选择血涂片体尾交界处染色良好的区域,用油镜自血膜的体尾交界处向头部方向迂回检查,线路呈"弓"字形,但不要检查血膜的边缘(大细胞偏多,没有代表性),将所见白细胞分别记录,共计数100或者200个白细胞,最后求出各种细胞所占的比值。

　　正常参考值:中性杆状核粒细胞为0.01～0.05;中性分叶核粒细胞为0.50～0.70;嗜酸性粒细胞为0.005～0.050;嗜碱性粒细胞为0～0.01;淋巴细胞为0.20～0.40;单核细胞为0.03～0.08。

二、白细胞分类计数的质量控制

　　一般先选血膜体尾交界处或中末1/3邻界处用油镜计数,移动线路呈"弓"字形,避免重复计数。

　　分类计数时应同时注意白细胞、红细胞、血小板的形态是否异常,以及是否有血液寄生虫。

(一)白细胞

　　白细胞总数超过$20\times10^9/L$,应分类计数200个白细胞,白细胞数明显减少时($<3\times10^9/L$)可检查多张血片。

　　白细胞分类计数的质量评价如下。

　　1.PD可靠性试验

　　将同一张血片做两次分类计数,各种白细胞计数的百分数(或小数)之差总数即为PD值。根据陈士竹等对2 080个标本的调查PD$=24\%(0.24)$为及格,质量得分$=100-182PD$(182为失分系数,即$40\div22\%\approx182$)。PD评分法分级标准见表3-2。

表 3-2　PD 评价法分级标准

级别	分值	PD(%)	意义
A	85～100	0～8	优
B	70～82	10～16	良
C	60～67	18～22	及格
D	<60	≥24	不及格

2.准确性试验

由中心实验室将同一血液标本制成多张血片并固定,一部分由中心实验室有经验的技师分类计数20次,求其均值作为靶值,另一部分发至考评者或考评单位,随常规标本一起检查,并将考核者的分类结果与靶值进行比较,计算出被考核者分类计数结果与靶值之差总和。质量评级方法同 PD 可靠性试验。质量要求:PD 可靠性和准确性试验均应在 60 分(C 级)以上。白细胞计数和白细胞分类计数的临床意义:通常白细胞总数高于 $10 \times 10^9/L(10\ 000/mm^3)$ 称白细胞计数增多,低于 $4 \times 10^9/L(4\ 000/mm^3)$ 称白细胞计数减少。由于外周血中白细胞的组成主要是中性粒细胞和淋巴细胞,并以中性粒细胞为主。故在大多数情况下,白细胞增多或减少与中性粒细胞的增多或减少有着密切关系。现将各种类型的白细胞增多或减少的临床意义分述如下。

(二)中性粒细胞

1.中性粒细胞增多

(1)生理性中性粒细胞增多:在生理情况下,下午较早晨为高。饱餐、情绪激动、剧烈运动、高温或严寒等均能使中性粒细胞暂时性升高。新生儿、月经期、妊娠 5 个月以上及分娩时白细胞均可增高。生理性增多都是一过性的,通常不伴有白细胞质量的变化。

(2)病理性中性粒细胞增多:大致上可归纳为反应性增多和异常增生性增多两大类。反应性增多是机体对各种病因刺激的应激反应,是因为骨髓贮存池中的粒细胞释放或边缘池粒细胞进入血液循环所致。因此,反应性增多的粒细胞大多为成熟的分叶核粒细胞或较成熟的杆状核粒细胞。

(3)反应性中性粒细胞增多:①急性感染或炎症是引起中性粒细胞增多最常见的原因,尤其是化脓性球菌引起的局部或全身性感染;此外,某些杆菌、病毒、真菌、立克次体、螺旋体、梅毒、寄生虫等都可使白细胞总数和中性粒细胞增高;白细胞增高程度与病原体种类、感染部位、感染程度以及机体的反应性等因素有关,如局限性的轻度感染,白细胞总数可在正常范围或稍高于正常,仅可见中性粒细胞百分数增高,并伴有核左移,严重的全身性感染如发生菌血症、败血症或脓毒血症时,白细胞可明显增高,甚至可达$(20\sim30)\times10^9/L$,中性粒细胞百分数也明显增高,并伴有明显核左移和中毒性改变。②广泛组织损伤或坏死:严重外伤、手术、大面积烧伤以及血管栓塞(如心肌梗死、肺梗死)所致局部缺血性坏死等使组织严重损伤者,白细胞显著增高,以中性分叶核粒细胞增多为主。③急性溶血:因红细胞大量破坏引起组织缺氧以及红细胞的分解产物刺激骨髓贮存池中的粒细胞释放,致使白细胞增高,以中性分叶核粒细胞升高为主。④急性失血:急性大出血时,白细胞总数常在1~2小时内迅速增高,可达$(10\sim20)\times10^9/L$,其中主要是中性分叶核粒细胞;内出血者如消化道大量出血、脾破裂或输卵管妊娠破裂等,白细胞增高常较外部出血显著,同时伴有血小板增高,这可能是大出血引起缺氧和机体的应激反应,动员骨髓贮存池中的白细胞释放所致;但此时患者的红细胞数和血红蛋白量仍暂时保持正常范围,待组织液吸收回血液或经过输液补充循环血容量后,才出现红细胞和血红蛋白降低;因此,白细胞增高可作为早期诊断内出血的参考指标。⑤急性中毒:如化学药物中毒、生物毒素中毒、尿毒症、糖尿病酸中毒、内分泌疾病危象等常见白细胞增高,均以中性分叶核粒细胞增高为主。⑥恶性肿瘤:非造血系恶性肿瘤有时可出现持续性白细胞增高,以中性分叶核粒细胞增多为主,这可能是肿瘤组织坏死的分解产物刺激骨髓中的粒细胞释放造成的;某些肿瘤如肝癌、胃癌等肿瘤细胞还可产生促粒细胞生成因子;当恶性肿瘤发生骨髓转移时可破坏骨髓对粒细胞释放的调控作用。

(4)异常增生性中性粒细胞增多:是因造血组织中原始或幼稚细胞大量增生并释放至外周血中所致,是一种病理性的粒细胞,多见于以下疾病。①粒细胞性白血病:急性髓细胞性白血病(AML)的亚型中,急性粒细胞性白血病(M_1、M_2型)、急性早幼粒细胞性白血病(M_3型)、急性粒-单核细胞性白血病(M_4型)和急性红白血病(M6型)均可有病理性原始粒细胞在骨髓中大量增生,而外周血中白细胞数一般增至$(10\sim50)\times10^9/L$,超过$100\times10^9/L$者较少,其余病例白细胞数在正常范围或低于正常,甚至显著减少;慢性粒细胞性白血病中,多数病例的白细胞总数显著增高,甚至可达$(100\sim600)\times10^9/L$,早期无症状病例约在$50\times10^9/L$以下,各发育阶段的粒细胞都可见到;粒细胞占白细胞总数的90%以上,以中幼和晚幼粒细胞增多为主,原粒及早幼粒细胞不超过10%。②骨髓增殖性疾病:包括真性红细胞增多症、原发性血小板增多症和骨髓纤维化症;慢性粒细胞性白血病也可包括在此类疾病的范畴中;本组疾病是多能干细胞的病变引起,具有潜在演变为急性白血病的趋势;其特点是除了一种细胞成分明显增多外,还伴有一种或两种其他细胞的增生,白细胞总数常在$(10\sim30)\times10^9/L$。

2.中性粒细胞减少

白细胞总数低于$4\times10^9/L$称为白细胞减少。当中性粒细胞绝对值低于$1.5\times10^9/L$,称为粒细胞减少症;低于$0.5\times10^9/L$时称为粒细胞缺乏症。引起中性粒细胞减少的病因很多,大致可归纳为以下几个方面。①感染性疾病:病毒感染是引起粒细胞减少的常见原因,如流感、麻疹、病毒性肝炎、水痘、风疹、巨细胞病毒等;某些细菌性感染,如伤寒杆菌感染也是引起粒细胞数减少的常见原因,甚至可以发生粒细胞缺乏症。②血液系统疾病:如再生障碍性贫血、粒细胞减少症、粒细胞缺乏症、部分急性白血病、恶性贫血、严重缺铁性贫血等。③物理化学因素损伤:如放射线、放射性核素、某些化学物品及化学药物等均可引起粒细胞数减少,常见的引起粒细胞数减少的化学药物有退热镇痛药、抗生素(如氯霉素)、磺胺类药、抗肿瘤药、抗甲状腺药、抗糖尿病药等,必须慎用。④单核-巨噬细胞系统功能亢进:如脾功能亢进、某些恶性肿瘤、类脂质沉积病等。⑤其他:系统性红斑狼疮、某些自身免疫性疾病、过敏性休克等。

(三)嗜酸性粒细胞

1.嗜酸性粒细胞增多

(1)变态反应性疾病:如支气管哮喘、药物变态反应、荨麻疹、血管神经性水肿、血清病、异体蛋白过敏等疾病时,嗜酸性粒细胞轻度或中度增高。

(2)寄生虫病:如血吸虫、中华分支睾吸虫、肺吸虫、丝虫、包囊虫、钩虫等感染时,嗜酸性粒细胞比例增高,有时甚至可达0.10或更多。呈现嗜酸性粒细胞型类白血病反应。

(3)皮肤病:如湿疹、剥脱性皮炎、天疱疮、银屑病等疾病时嗜酸性粒细胞可轻度或中度增高。

(4)血液病:如慢性粒细胞性白血病、多发性骨髓瘤、恶性淋巴瘤。真性红细胞增多症等疾病时嗜酸性粒细胞数可明显增多。嗜酸性粒细胞白血病时,嗜酸性粒细胞数极度增多,但此病在临床上少见。

(5)其他:风湿性疾病、脑垂体前叶功能减退症、肾上腺皮质功能减退、某些恶性肿瘤、某些传染性疾病的恢复期等嗜酸性粒细胞增多。

2.嗜酸性粒细胞减少

见于长期应用肾上腺皮质激素或肾上腺皮质激素分泌增加,某些急性传染病(如伤寒)的急性期,但传染病的恢复期嗜酸性粒细胞应重新出现。如嗜酸粒细胞数持续下降,甚至完全消失,则表明病情严重。

(四)嗜碱性粒细胞

嗜碱性粒细胞增多见于慢性粒细胞白血病、骨髓纤维化症、慢性溶血及脾切除后。嗜碱性粒细胞白血病则为极罕见的白血病类型。

(五)淋巴细胞

1.淋巴细胞增多

(1)生理性增多:新生儿初生期在外周血中大量出现中性粒细胞,到第6~9天中性粒细胞逐步下降至与淋巴细胞大致相等,以后淋巴细胞又渐增加。整个婴儿期淋巴细胞较高,可达70%。2~3岁后,淋巴细胞渐下降,中性粒细胞渐上升,至4~5岁二者相等,形成变化曲线上的两次交叉,至青春期,中性粒细胞与成人相同。

(2)病理性淋巴细胞增多:见于感染性疾病,主要为病毒感染,如麻疹、风疹、水痘、流行性腮腺炎、传染性单核细胞增多症、传染性淋巴细胞增多症、病毒性肝炎、流行性出血热等;也可见于百日咳杆菌、结核杆菌、布氏杆菌、梅毒螺旋体等的感染。

(3)相对增高:再生障碍性贫血、粒细胞减少症和粒细胞缺乏时因中性粒细胞减少,故淋巴细胞比例相对增高,但淋巴细胞的绝对值并不增高。其他,如淋巴细胞性白血病、淋巴瘤、急性传染病的恢复期、组织移植后的排斥反应或移植物抗宿主病(GVHD)。

2.淋巴细胞减少

主要见于应用肾上腺皮质激素、烷化剂、抗淋巴细胞球蛋白,以及接触放射线、免疫缺陷性疾病、丙种球蛋白缺乏症等。

3.异形淋巴细胞

在外周血中有时可见到一种形态变异的不典型的淋巴细胞,称为异形淋巴细胞。Downey根据细胞形态特点将其分为3型。

Ⅰ型(泡沫型):胞体较淋巴细胞稍大,呈圆形或椭圆形,部分为不规则形。核偏位,呈圆形、肾形或不规则形,核染质呈粗网状或小块状,无核仁。胞浆丰富,呈深蓝色,含有大小不等的空泡。胞浆呈泡沫状,无颗粒或有少数颗粒。通常此型最为多见。

Ⅱ型(不规则型):胞体较Ⅰ型大,细胞外形常不规则,似单核细胞,故也有称为单核细胞型。胞浆丰富,呈淡蓝色或淡蓝灰色,可有少量嗜天青颗粒,一般无空泡。核形与Ⅰ型相似，但核染质较Ⅰ型细致，亦呈网状，核仁不明显。

Ⅲ型（幼稚型）：胞体大，直径为 15～18 μm，呈圆形或椭圆形。胞浆量多，蓝色或深蓝色，一般无颗粒，有时有少许小空泡。核圆或椭圆形，核染质呈纤细网状，可见1～2个核仁。

除上述 3 型外，有时还可见到少数呈浆细胞样或组织细胞样的异形淋巴细胞。外周血中的异形淋巴细胞大多数具有 T 淋巴细胞的特点（占 83%～96%），故认为异形淋巴细胞主要是由 T 淋巴细胞受抗原刺激转化而来，少数为 B 淋巴细胞。这种细胞在正常人外周血中偶可见到，一般不超过 2%。异形淋巴细胞增多可见于病毒感染性疾病、某些细菌性感染、螺旋体病、立克次体病、原虫感染（如疟疾）、药物过敏、输血、血液透析或体外循环术后、免疫性疾病、粒细胞缺乏症、放射治疗等。

4.单核细胞

正常儿童单核细胞较成人稍高，平均为 0.09；2 周内婴儿可达0.15或更多，均为生理性增多。病理性增多见于：某些感染，如疟疾、黑热病、结核病、亚急性细菌感染性心内膜炎等；血液病，如单核细胞性白血病、粒细胞缺乏症恢复期；恶性组织细胞病、淋巴瘤、骨髓增生异常综合征等；急性传染病或急性感染的恢复期。

第二节　嗜酸性粒细胞直接计数

嗜酸性粒细胞虽然可以从白细胞总数和分类计数中间接求出，但直接计数较为准确，故临床上多采用直接计数法。

一、原理

用适当稀释液将血液稀释一定倍数，同时破坏红细胞和部分其他白细胞，保留嗜酸性粒细胞，并将其颗粒着色，然后充入计数池中，计数一定体积内嗜酸性粒细胞数，即可求得每升血液中嗜酸性粒细胞数。

二、试剂

嗜酸性粒细胞稀释液有多种，现介绍常用的两种。①乙醇-伊红稀释液20 g/L：伊红10.1 mL，碳酸钾 1.0 g，90%乙醇 30.0 mL，甘油 10.0 mL，柠檬酸钠0.5 g，蒸馏水加至 100.0 mL；本稀释液中乙醇为嗜酸性粒细胞保护剂，甘油可防止乙醇挥发,碳酸钾可促进红细胞和中性粒细胞破坏,并增加嗜酸性粒细胞着色,柠檬酸钠可防止血液凝固,伊红为染液,可将嗜酸性颗粒染成红色;本试剂对红细胞和其他白细胞的溶解作用较强,即使有少数未被溶解的白细胞也被稀释成灰白色半透明状,视野清晰,与嗜酸性粒细胞有明显区别;嗜酸性粒细胞颗粒呈鲜明橙色,在此稀释液内 2 小时不被破坏;该试剂可保存半年以上,缺点是含 10% 甘油,液体比较黏稠,细胞不易混匀,因此计数前必须充分摇荡。②伊红丙酮稀释液 20 g/L:伊红 5 mL,丙酮 5 mL,蒸馏水加至 100 mL;本稀释液中伊红为酸性染料,丙酮为嗜酸性粒细胞保护剂;该稀释液新鲜配制效果好,每周配 1 次。

三、操作

取小试管 1 支,加稀释液 0.36 mL。取血 40 μL,轻轻吹入上述试管底部,摇匀,放置 15 分钟,然后再摇匀。取少量混悬液滴入两个计数池内,静置 5 分钟,待嗜酸性粒细胞完全下沉后计数。低倍镜下计数 2 个计数池中所有的 18 个大方格中的嗜酸性粒细胞数,用下式求得每升血液中的嗜酸性粒细胞数。

四、计算

嗜酸性粒细胞数/L＝[18 个大方格中嗜酸性粒细胞数/18]×10×10×10^6＝18 个大方格中嗜酸性粒细胞数×5.6×10^6。第一个×10 表示血液稀释 10 倍,第二个×10 表示计数板深 0.1 cm,换算成 1 mm,×10^6 表示由每微升换算成每升。

五、注意事项

凡造成白细胞计数误差的因素在嗜酸性粒细胞计数时均应注意。如用伊红丙酮稀释液,标本应立即计数(<30 分钟),否则嗜酸性粒细胞渐被破坏,使结果偏低。血细胞稀释液在混匀过程中,不宜过分振摇,以免嗜酸性粒细胞破碎。若用甘油丙酮之类稀释液,稠度较大,不易混匀,须适当延长混匀时间。注意识别残留的中性粒细胞。若嗜酸性粒细胞破坏,可适当增加乙醇、丙酮剂量;反之,中性粒细胞破坏不全时,可适当减少剂量。住院患者嗜酸性粒细胞计数,应固定时间,以免受日间生理变化的影响。

六、正常参考值

国外报道为(0.04~0.44)×10^9/L,国内天津地区调查健康成人嗜酸性粒细胞数为(0~0.68)×10^9/L,平均为 0.219×10^9/L。

七、临床意义

(一)生理变异

一天之内嗜酸性粒细胞波动较大,上午 10 点到中午最低,午夜至凌晨 4 点最高。在劳动、寒冷、饥饿、精神等因素刺激下,由于交感神经兴奋,促肾上腺皮质激素(ACTH)分泌增多,可阻止骨髓内嗜酸性粒细胞释放,并使其向组织浸润,从而使外周血中嗜酸性粒细胞计数减少。

(二)观察急性传染病的预后

肾上腺皮质激素有促进机体抗感染的能力。急性传染病时,肾上腺皮质激素分泌增加,嗜酸性粒细胞减少,恢复期嗜酸性粒细胞又逐渐增加。若嗜酸性粒细胞持续下降,甚至完全消失,说明病情严重;反之,嗜酸性粒细胞重新出现,则为恢复期的表现。如果临床症状严重,而嗜酸性粒细胞不减少,说明肾上腺皮质功能衰竭。

(三)观察手术和烧伤患者的预后

手术后 4 小时嗜酸性粒细胞显著减少,甚至消失,24～48 小时后逐渐增多,增多速度与病情的变化基本一致。大面积烧伤患者,数小时后嗜酸性粒细胞下降至零,且维持时间较长,若手术或大面积烧伤后,患者嗜酸性粒细胞不下降或持续下降,说明预后不良。

第三节 白细胞形态学检验

一、检测原理

血涂片经染色后,在普通光学显微镜下作白细胞形态学观察和分析。常用的染色方法有瑞氏染色法、吉姆萨染色法、迈格吉染色法、詹纳染色法、李斯曼染色法等。

二、方法学评价

(一)显微镜分析法

对血液细胞形态的识别,特别是异常形态,推荐采用人工方法。

（二）血液分析仪法

不能直接提供血细胞质量（形态）改变的确切信息，需进一步用显微镜分析法进行核实。

三、临床意义

（一）正常白细胞形态

瑞氏染色正常白细胞的细胞大小、核和质的特征见表3-3。

表 3-3　外周血 5 种白细胞形态特征

细胞类型	大小（μm）	外形	细胞核		细胞质	
			核形	染色质	着色	颗粒
中性杆状核粒细胞	10～15	圆形	弯曲呈腊肠样，两端钝圆	深紫红色，粗糙	淡橘红色	量多，细小，均匀布满胞质，浅紫红色
中性分叶核粒细胞	10～15	圆形	分为2～5叶，以3叶为多	深紫红色，粗糙	淡橘红色	量多，细小，均匀布满胞质，浅紫红色
嗜酸性粒细胞	11～16	圆形	分为2叶，呈眼镜样	深紫红色，粗糙	淡橘红色	量多，粗大，圆而均匀，充满胞质，鲜橘红色
嗜碱性粒细胞	10～12	圆形	核结构不清，分叶不明显	粗而不均	淡橘红色	量少，大小和分布不均，常覆盖核上，蓝黑色
淋巴细胞	6～15	圆形或椭圆形	圆形或椭圆形，着边	深紫红色，粗块状	透明淡蓝色	小淋巴细胞一般无颗粒，大淋巴细胞可有少量粗大不均匀、深紫红色颗粒
单核细胞	10～20	圆形或不规则形	不规则形，肾形，马蹄形，或扭曲折叠	淡紫红色，细致疏松呈网状	淡灰蓝色	量多，细小，灰尘样紫红色颗粒弥散分布于胞质中

（二）异常白细胞形态

1.中性粒细胞

（1）毒性变化：在严重传染病、化脓性感染、中毒、恶性肿瘤、大面积烧伤等情况下，中性粒细胞有下列形态改变：大小不均（中性粒细胞大小相差悬殊）、中毒颗粒（比正常中性颗粒粗大、大小不等、分布不均匀、染色较深、呈黑色或紫黑色）、空泡（单个或多个，大小不等）、Döhle体（是中性粒细胞胞质因毒性变而保留的嗜碱性区域，呈圆形、梨形或云雾状，界限不清，染成灰蓝色，直径为1～2 μm，亦可见于单核细胞）、退行性变（胞体肿大、结构模糊、边缘不清晰、核固缩、核肿胀、核溶解等)。上述变化反映细胞损伤的程度,可以单独出现,也可同时出现。

毒性指数:计算中毒颗粒所占中性粒细胞(100 个或 200 个)的百分率。1 为极度,0.75 为重度,0.5 为中度,<0.25 为轻度。

(2)巨多分叶核中性粒细胞:细胞体积较大,直径为 16~25 μm,核分叶常在 5 叶以上,甚至在 10 叶以上,核染色质疏松。见于巨幼细胞贫血、抗代谢药物治疗后。

(3)棒状小体(Auer 小体):细胞质中出现呈紫红色细杆状物质,长为 1~6 μm,一条或数条,见于急性白血病,尤其是颗粒增多型早幼粒细胞白血病(M3 型),可见数条到数十条呈束棒状小体。急性单核细胞白血病可见一条细长的棒状小体,而急性淋巴细胞白血病则不出现棒状小体。

(4)Pelger-Hüet 畸形:细胞核为杆状或分 2 叶,呈肾形或哑铃形,染色质聚集成块或条索网状。为常染色体显性遗传性异常,也可继发于某些严重感染、白血病、骨髓增生异常综合征、肿瘤转移、某些药物(如秋水仙胺、磺胺二甲基异噁唑)治疗后。

(5)Chediak-Higashi 畸形:细胞质内含有数个至数十个包涵体,直径为 2~5 μm,呈紫蓝、紫红色。见于 Chediak-Higashi 综合征,为常染色体隐性遗传。

(6)Alder-Reilly 畸形:细胞质内含有巨大的、深染的、嗜天青颗粒,染深紫色。见于脂肪软骨营养不良、遗传性黏多糖代谢障碍。为常染色体隐性遗传。

(7)May-Hegglin 畸形:细胞质内含有淡蓝色包涵体。为常染色体显性遗传。

2.淋巴细胞

(1)异型淋巴细胞:在淋巴细胞性白血病、病毒感染(如传染性单核细胞增多症、病毒性肺炎、病毒性肝炎、传染性淋巴细胞增多症、流行性腮腺炎、水痘、巨细胞病毒感染)、百日咳、布鲁菌病、梅毒、弓形虫感染、药物反应等情况下,淋巴细胞增生,出现某些形态学变化,称为异型淋巴细胞。分为 3 型。

Ⅰ型(空泡型,浆细胞型):胞体比正常淋巴细胞稍大,多为圆形、椭圆形、不规则形。核圆形、肾形、分叶状,常偏位。染色质粗糙,呈粗网状或小块状,排列不规则。胞质丰富,染深蓝色,含空泡或呈泡沫状。

Ⅱ型(不规则型,单核细胞型):胞体较大,外形常不规则,可有多个伪足。核形状及结构与Ⅰ型相同或更不规则,染色质较粗糙致密。胞质丰富,染淡蓝或灰蓝色,有透明感,边缘处着色较深,一般无空泡,可有少数嗜天青颗粒。

Ⅲ型(幼稚型):胞体较大,核圆形、卵圆形。染色质细致呈网状排列,可见1~2个核仁。胞质深蓝色,可有少数空泡。

(2)放射线损伤后淋巴细胞形态变化:淋巴细胞受电离辐射后出现形态学改变,核固缩、核破碎、双核、卫星核淋巴细胞(胞质中主核旁出现小核)。

(3)淋巴细胞性白血病时形态学变化:在急、慢性淋巴细胞白血病,出现各阶段原幼细胞,并有形态学变化。

3.浆细胞

正常浆细胞直径为8~9 μm,胞核圆、偏位,染色质粗块状,呈车轮状或龟背状排列;胞质灰蓝色、紫浆色,有泡沫状空泡,无颗粒。如外周血出现浆细胞,见于传染性单核细胞增多症、流行性出血热、弓形体病、梅毒、结核病等。异常形态浆细胞有以下3种。

(1)Mott细胞:浆细胞内充满大小不等、直径为2~3 μm蓝紫色球体,呈桑葚样。见于反应性浆细胞增多症、疟疾、黑热病、多发性骨髓瘤。

(2)火焰状浆细胞:浆细胞体积大,胞质红染,边缘呈火焰状。见于IgA型骨髓瘤。

(3)Russell小体:浆细胞内有数目不等、大小不一、直径为2~3 μm红色小圆球。见于多发性骨髓瘤、伤寒、疟疾、黑热病等。

第四章 血小板检验

第一节 血小板计数

一、血小板计数常规法

(一)原理

血小板计数(platelet count，PLT)是测定全血中的血小板数量，与血液红(白)细胞计数相同。普通显微镜直接计数法是根据使用稀释液的不同，血小板计数方法可分为破坏红细胞稀释法和不破坏红细胞稀释法。相差显微镜直接计数法是利用光线通过物体时产生的相位差转化为光强差、从而增强被检物体立体感，有助于识别血小板。

(二)器材和试剂

1.1%草酸铵稀释液

分别用少量蒸馏水溶解草酸铵 1.0 g 和 EDTA-Na₂ 0.012 g，合并后加蒸馏水至 100 mL，混匀，过滤后备用。

2.器材

显微镜、改良 Neubauer 计数板和盖玻片、微量吸管等。

(三)操作

(1)取清洁小试管 1 支，加入血小板稀释液 0.38 mL。

(2)准确吸取毛细血管 20 μL。擦去管外余血，置于血小板稀释液内，吸取上清液洗 3 次，立即充分混匀。待完全溶血后再次混匀 1 分钟。

(3)取上述均匀的血小板悬液 1 滴，充入计数池内，静置 10～15 分钟，使血小板下沉。

(4)用高倍镜计数中央大方格内四角和中央共 5 个中方格内血小板数。

(5)计算:血小板数/L＝5 个中方格内血小板数×10^9/L。

(四)方法学评价

1.干扰因素

普通光学显微镜直接计数血小板的技术要点是从形态上区分血小板和小红细胞、真菌孢子及其他杂质。用相差显微镜计数经草酸铵稀释液稀释后的血小板,易于识别,还可照相后核对计数结果,因而国内外将本法作为血小板计数的参考方法。

2.质量保证

质量保证原则是避免血小板被激活、破坏,避免杂物污染。①检测前:采血是否顺利(采血时血流不畅可导致血小板破坏,使血小板计数假性减低)、选用的抗凝剂是否合适(肝素不能用于血小板计数标本抗凝;EDTA 钾盐抗凝血标本取血后 1 小时内结果不稳定,1 小时后趋向平稳)、储存时间是否适当(血小板标本应于室温保存,低温可激活血小板,储存时间过久可导致血小板计数偏低)。②检测中:定期检查稀释液质量;计数前先做稀释液空白计数,以确认稀释液是否存在细菌污染或其他杂质。③检测后:核准结果,常用方法:用同 1 份标本制备血涂片染色镜检观察血小板数量,用参考方法核对;同 1 份标本 2 次计数,误差小于 10%,取 2 次均值报告,误差大于 10%需做第 3 次计数,取 2 次相近结果的均值报告。

二、血小板计数参考方法

血小板计数参考方法见国际血液学标准委员会 2001 年文件。

(一)血液标本

(1)用合乎要求的塑料注射器或真空采血系统采集健康人的静脉血标本。

(2)使用 EDTA-K_2 抗凝剂,浓度为每升血中含 3.7～5.4 μmol(每毫升血中含 1.5～2.2 mg)。

(3)盛有标本的试管应有足够的剩余空间以便于血标本的混匀操作。标本中不能有肉眼可见的溶血或小凝块。

(4)标本置于 18～22 ℃室温条件下,取血后 4 小时之内完成检测。

(5)为了保证 RBC 和 PLT 分布的均一性,在预稀释和加标记抗体前动作轻柔地将采血管反复颠倒,充分混匀标本。

(二)试剂和器材

1.器材

为避免血小板黏附于贮存容器或稀释器皿上,在标本检测的整个过程中必须使用聚丙烯或聚苯乙烯容器,不得使用玻璃容器和器皿。

2.稀释液

用磷酸盐缓冲液(PBS)作为稀释液,浓度为 0.01 mol/L,pH 为 7.2～7.4,含 0.1%的牛血清蛋白(BSA)。

3.染色液

使用异硫氰酸荧光素标记的 CD41 和 CD61 抗体,这两种抗体可以与血小板膜糖蛋白 II a/III b 复合物结合,用于检测血小板。实验室应确认该批号抗体是否能得到足够的染上荧光的血小板,抗体应能得到足够高的血小板的荧光信号以便通过 log FL1(528 nm 处的荧光强度)对 log FS(前向散射光)的图形分析,将血小板从噪声、碎片和 RBC 中分辨出来。

(三)仪器性能

(1)使用流式细胞仪,通过前向散射光和荧光强度来检测 PLT 和 RBC。仪器在检测异硫氰酸荧光素标本的直径为 2 μm 的球形颗粒时必须有足够的敏感度。

(2)用半自动、单通道、电阻抗原理的细胞计数仪检测 RBC,仪器小孔管的直径为 80～100 μm,小孔的长度为直径的 70%～100%,计数过程中吸入稀释标本体积的准确度在 1%以内(溯源至国家或国际计量标准)。

(四)检测方法

(1)用加样器加 5 μL 充分混匀(至少轻柔颠倒标本管 8 次)的血标本于 100 μL 已过滤的 PBS-BSA 稀释液中。

(2)加 5 μL CD41 抗体和 5 μL CD61 抗体染液,在室温 18～22 ℃、避光条件下放置15分钟。

(3)加 4.85 mL PBS-BSA 稀释液制备成 1∶1 000 的稀释标本,轻轻颠倒混匀以保证 PLT 和 RBC 充分混匀。

(4)用流式细胞仪检测时,应至少检测 5 000 个信号,其中 PLT 应多于 1 000,流式细胞仪的设定必须保证每秒计数少于 3 000 个信号。如果同时收集到 RBC 散射光的信号和血小板的荧光信号应被视为 RBC-PLT 重叠,计数结果将被分别计入 RBC 和 PLT。直方图或散点图均可被采用,但推荐使用散点图。

检测过程中推荐使用正向置换移液器。

(5)血小板计数值的确定:使用流式细胞仪确定 RBC/PLT 的比值。R＝RBC/PLT,用 RBC 数除以 R 值得到 PLT 计数值。

三、参考值

$(100\sim300)\times10^9/L$。

四、临床意义

血小板数量随时间和生理状态的不同而变化,午后略高于早晨;春季较冬季低;平原居民较高原居民低;月经前减低,月经后增高;妊娠中晚期增高,分娩后减低;运动、饱餐后增高,休息后恢复。静脉血血小板计数比毛细血管高 10%。

血小板减低是引起出血常见的原因。当血小板在$(20\sim50)\times10^9/L$ 时,可有轻度出血或手术后出血;低于$20\times10^9/L$,可有较严重的出血;低于$5\times10^9/L$时,可导致严重出血。血小板计数超过$400\times10^9/L$为血小板增多。病理性血小板减少和增多的原因及意义见表 4-1。

表 4-1　病理性血小板减少和增多的原因及意义

血小板	原因	临床意义
减少	生成障碍	急性白血病、再生障碍性贫血、骨髓肿瘤、放射性损伤、巨幼细胞贫血等
	破坏过多	原发性血小板减少性紫癜、脾功能亢进、系统性红斑狼疮等
	消耗过多	DIC,血栓性血小板减少性紫癜
	分布异常	脾肿大、血液被稀释
	先天性	新生儿血小板减少症、巨大血小板综合征
增多	原发性	慢性粒细胞白血病、原发性血小板增多症、真性红细胞增多症等
	反应性	急性化脓性感染、大出血、急性溶血、肿瘤等
	其他	外科手术后、脾切除等

第二节　血小板形态学检验

一、原理

当血小板离体后,尚有活性时,可用活体染色法将细胞质内结构显示出来,并观察其活动能力。

二、结果

(一)正常形态

呈圆盘状、圆形或椭圆形,少数呈梭形或形态不整齐;一般有 1～3 个突起。血小板可分为透明区及颗粒区,无明显界线,颗粒呈深蓝色或蓝绿色折光;透明区为淡蓝色折光,无有形成分。大血小板(>3.4 μm)占 11.1%;中型(2.1～3.3 μm)占 67.5%;小型(<2.0 μm)占 21.4%,颗粒一般<7%。

(二)非典型形态

1.幼年型

大小正常,边缘清晰,浆为淡蓝色或淡紫色,个别含颗粒而无空泡,应与淋巴细胞相区别。

2.老年型

大小正常,浆较少,带红色,边缘不规则,颗粒粗而密,呈离心性,有空泡。

3.病理性幼稚型

通常较大,浆淡蓝色,几乎无颗粒,为未成熟巨核细胞所脱落,无收缩血块作用,可见于原发性和反应性血小板疾病及粒细胞白血病。

4.病理刺激型

血小板可达 20～50 μm,形态不一,可呈圆形、椭圆形或香肠型、哑铃形、棍棒形、香烟形、尾形、小链形等。浆蓝色或紫红色,颗粒多。见于血小板无力症。

三、临床意义

血小板形态变化可反映血小板黏附和凝聚功能。形态异常见于再生障碍性贫血、急性白血病、血小板病、血小板无力症、血小板减少性紫癜。巨大血小板综合征中 50%～80% 的血小板如淋巴细胞大小。

第三节 血小板功能检验

血小板在止凝血方面具有多种功能。当血小板与受损的血管壁、血管外组织接触或受刺激剂激活,血小板被活化,产生黏附、聚集和释放反应,并分泌多种因子,在止血和血栓形成中起着非常重要的作用。血小板功能检查的各项试验,对血小板疾病的诊断和治疗以及血栓前状态与血栓性疾病的诊断、预防、治疗监测等有着重要的意义。

一、血小板黏附试验

(一)原理

血小板黏附试验(platelet adhension test,PAdT)是利用血小板在体外可黏附于玻璃的原理设计的。可用多种方法,包括玻珠柱法、玻球法等。方法为用一定量的抗凝血与一定表面积的玻璃接触一定时间,计数接触前、后的血中血小板数,计算出血小板黏附率。

$$血小板黏附率(\%)=\frac{黏附前血小板数-黏附后血小板数}{黏附前血小板数}\times100\%$$

(二)参考区间

玻璃珠柱法:53.9%～71.1%;旋转玻球法(12 mL 玻瓶):男性为 28.9%～40.9%,女性为34.2%～44.6%。

(三)临床应用

1.方法学评价

本试验是检测血小板功能的基本试验之一,用于遗传性与获得性血小板功能缺陷疾病的诊断、血栓前状态和血栓性疾病检查及抗血小板药物治疗监测。但由于特异性差,操作较复杂,且易受许多人为因素的影响,如静脉穿刺情况、黏附血流经过玻璃的时间、黏附玻璃的面积、试验过程中所用的容器性能、血小板计数的准确性等,致使其在临床的实际应用受限。

2.临床意义

(1)减低:见于先天性和继发性血小板功能异常(以后者多见),如血管性血友病、巨大血小板综合征、爱-唐综合征、低(无)纤维蛋白血症、异常纤维蛋白血症、急性白血病、骨髓增生异常综合征、骨髓增生性疾病、肝硬化、尿毒症、服用抗血小板药物等。

(2)增加:见于血栓前状态和血栓形成性疾病,如高血压病、糖尿病、妊娠期高血压疾病、肾小球肾炎、肾病综合征、心脏瓣膜置换术后、心绞痛、心肌梗死、脑梗死、深静脉血栓形成、口服避孕药等。

二、血小板聚集试验

(一)原理

血小板聚集试验(platelet aggregation test,PAgT)通常用比浊法测定(即血小板聚集仪法,分为单通道、双通道、四通道)。用贫血小板血浆(platelet poor plasma,PPP)及富含血小板血浆(platelet rich plasma,PRP)分别将仪器透光度调整为 100% 和 0%。在 PRP 的比浊管中加入诱导剂激活血小板后,用血小板聚集仪测定 PRP 透光度的变化(即血小板聚集曲线)。通过分析血小板聚集曲线的最大聚集率(MAR)、达到最大幅度的时间、达到 1/2 最大幅度的时间、2 分钟的幅度、4 分钟的幅度、延迟时间、斜率参数判断血小板的聚集功能。

(二)参考区间

血小板聚集曲线见图 4-1,血小板聚集曲线常有双峰,第一个峰反映了血小板聚集功能,第二个峰反映了血小板的释放和聚集功能。不同浓度的诱导剂诱导的血小板聚集曲线各不相同。每个实验室的参考区间相差较大,各实验室应根据自己的实验具体情况及实验结果调节诱导剂的浓度,建立自己的参考区间。中国医学科学院血液研究所常用的体外诱导剂测得的 MAR 为 11.2 μmol/L ADP 液 53%～87%;5.4 μmoL/L 肾上腺素 45%～85%;20 mg/L 花生四烯酸 56%～82%;1.5 g/L 瑞斯托霉素 58%～76%;20 mg/L 胶原 47%～73%。

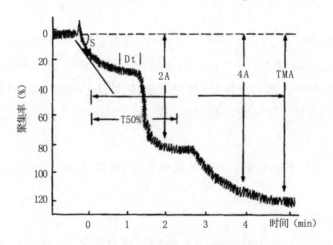

图 4-1 血小板聚集曲线的参数分析

2A:2 分钟幅度;4A:4 分钟的幅度;TMA:达到最大幅度的时间;T50%:达到 1/2 最大的时间;Dt:延迟时间;S:斜率

(三)临床应用

1.方法学评价

本试验也是检测血小板功能的基本试验之一,用于血小板功能缺陷疾病的诊断、血栓前状态和血栓性疾病检查以及抗血小板药物治疗监测。

本试验在临床上开展比较广泛,简便、快速,成本低廉。但由于操作过程需对标本进行离心,可能导致血小板体外低水平活化,且易受试验过程中所用的容器性能、PRP 中血小板数量、测定温度(25 ℃)、诱导剂的质量及某些药物等影响。在一般疾病的诊断中,以至少使用两种诱导剂为宜。

2.临床意义

(1)减低:血小板无力症、血小板贮存池病(无第二个峰)、血管性血友病(瑞斯托霉素作为诱导剂时,常减低)、巨大血小板综合征、低或无纤维蛋白原血症、急性白血病、骨髓增生异常综合征、骨髓增生性疾病、肝硬化、尿毒症、服用抗血小板药物、特发性血小板减少性紫癜、细菌性心内膜炎、维生素 B_{12} 缺乏症等。

(2)增加:见于血栓前状态和血栓形成性疾病,如糖尿病、肾小球肾炎、肾病综合征、心脏瓣膜置换术后、心绞痛、心肌梗死、脑梗死、深静脉血栓形成、抗原-抗体复合物反应、高脂饮食、口服避孕药、吸烟等。

三、血块收缩试验

(一)原理

血块收缩试验(clot retraction test,CRT)分为定性法、定量法和血浆法。其原理为全血或血浆凝固后,由于血小板收缩使血清从纤维蛋白网眼中挤出而使血块缩小,观察血清占原有全血量(如定量法、试管法)或血浆量(如血浆法)的百分比(即血块收缩率),可反映血块收缩程度。

(二)参考区间

定性法:1 小时开始收缩,24 小时完全收缩;定量法:48%～64%;血浆法:大于 40%。

(三)临床应用

(1)方法学评价:CRT 除与血小板收缩功能有关外,还与血小板数量、纤维蛋白原、纤维蛋白稳定因子量等有关,而且试管清洁度、试验温度对它影响较大,故有时试验结果与血小板功能障碍程度不一定平行,临床上已较少使用。

(2)临床意义:①下降,见于血小板减少症、血小板增多症、血小板无力症、低或无纤维蛋白原血症、严重凝血功能障碍、异常球蛋白血症、红细胞增多症(定量法及试管法)等;②增加,纤维蛋白稳定因子(因子ⅩⅢ)缺乏症、严重贫血(定量法及试管法)。

四、血小板活化指标检测

健康人循环血液中的血小板基本处于静止状态,当血小板受刺激剂激活或与受损的血管壁、血管外组织接触后,血小板被活化。活化血小板膜糖蛋白重新分布,分子结构发生变化,导致血小板发生黏附、聚集,同时发生释放反应。血小板内的储存颗粒与质膜融合,将其内容物释放入血浆。

(一)血浆 β-血小板球蛋白和血小板第 4 因子检测

1.原理

血小板活化后,α-颗粒内的 β-血小板球蛋白(β-TG)和血小板第 4 因子(PF_4)可释放到血浆中,使血浆中 β-TG 和 PF_4 的浓度增高。用双抗体夹心法(ELISA)可进行检测。将 β-TG 或抗 PF_4 抗体包被在酶标板上,加入待测标本(或不同浓度的标准液),再加入酶联二抗,最后加底物显色,显色深浅与 β-TG、PF_4 浓度呈正比。根据标准曲线可得出待测标本的 β-TG/PF_4 浓度。

2.参考区间

不同试剂盒略有不同,β-TG:$6.6\sim26.2\ \mu g/L$,PF_4:$0.9\sim5.5\ \mu g/L$。

3.临床应用

(1)方法学评价:β-TG、PF_4 的半衰期较短,且易受机体代谢功能和血小板破坏的影响,采血及后续实验步骤必须尽可能保证血小板不被体外激活或破坏。在难以确定 β-TG、PF_4 浓度增加是来自体内还是体外激活时,可计算 β-TG/PF_4 比率。一般情况下,来自体内激活者 β-TG/PF_4 之比约为 5:1,来自体外激活者 β-TG/PF_4 之比约为 2:1。

(2)临床意义:①减低见于先天性或获得性 α-贮存池病;②增高表明血小板活化,释放反应亢进,见于血栓前状态及血栓性疾病,如糖尿病伴血管病变、妊娠期高血压疾病、系统性红斑狼疮、血液透析、肾病综合征、尿毒症、大手术后、心绞痛、心肌梗死、脑梗死、弥散性血管内凝血、深静脉血栓形成等;③β-TG 主要由肾脏排泄,肾功能障碍时可导致血中 β-TG 明显增加,PF_4 主要由血管内皮细胞清除,内皮细胞的这种功能受肝素的影响,因此肝素治疗时血中 PF_4 增加。

(二)血浆 P-选择素检测

1.原理

P-选择素又称血小板 α-颗粒膜蛋白-140(GMP-140),是位于血小板 α-颗粒和内皮细胞Weibel-Palade小体的一种糖蛋白,当血小板被活化后,P-选择素在血小板膜表面表达并释放到血中,故测定血浆或血小板表面的 P-选择素可判断血小板被活化的情况。血浆P-选择素测定常用 ELISA 法,原理同血浆中 β-TG 或 PF_4 测定。

2.参考区间

9.2~20.8 $\mu g/L$。

3.临床应用

(1)方法学评价:由于 P-选择素也存在于内皮细胞的 W-P 小体中,血浆中可溶性 P-选择素,除来源于活化血小板外,也可来源于内皮细胞,分析时应加以注意。测定血小板膜表面 P-选择素的含量,能更真实地反映血小板在体内活化的情况。

(2)临床意义:增加见于血栓前状态及血栓形成性疾病,如心肌梗死、脑血管病变、糖尿病伴血管病变、深静脉血栓形成、自身免疫性疾病等。

(三)血浆血栓烷 B_2(TXB_2)和 11-脱氢-血栓烷 B_2(11-DH-TXB_2)检测

血小板被激活后,血小板膜磷脂花生四烯酸代谢增强。血栓烷 A_2(TXA_2)是代谢产物之一,是血小板活化的标志物。但由于 TXA_2 半衰期短,不易测定,通常通过测定其稳定代谢物 TXB_2 的血浆浓度来反映体内血小板的活化程度。DH-TXB_2 是 TXB_2 在肝脏氧化酶作用下形成的产物。

1.原理

ELISA 法(双抗夹心法)。

2.参考区间

TXB_2:28.2~124.4 ng/L;DH-TXB_2:2.0~7.0 ng/L。

3.临床应用

(1)方法学评价:血浆 TXB_2 测定是反映血小板体内被激活的常用指标(常与 6-K-$PGF_{1\alpha}$ 同时检测),但采血及实验操作过程中造成的血小板体外活化等因素会影响 TXB_2 的含量。而DH-TXB_2 不受体外血小板活化的影响,是反映体内血小板活化的理想指标。

(2)临床意义。①减低:见于服用阿司匹林类等非甾体类抗炎药物或先天性环氧化酶缺乏等;②增加:见于血栓前状态及血栓形成性疾病,如糖尿病、肾病综合征、妊娠期高血压疾病、动脉粥样硬化、高脂血症、心肌梗死、心绞痛、深静脉血栓形成、大手术后、肿瘤等。

(四)血小板第 3 因子有效性检测

血小板第 3 因子有效性检测(platelet factor 3 availability test,PF3α test),也称血小板促凝活性测定。PF$_3$ 是血小板活化过程中形成的一种膜表面磷脂成分,是血小板参与凝血过程的重要因子,可加速凝血活酶的生成,促进凝血过程。

1.原理

利用白陶土作为血小板的活化剂促进 PF$_3$ 形成,用氯化钙作为凝血反应的启动剂。将正常人和受检者的 PRP(富含血小板血浆)和 PPP(贫血小板血浆)交叉组合(表 4-2),测定各自的凝固时间,比较各组的时间,了解受检者 PF$_3$ 是否有缺陷。

表 4-2 PF$_3$ 有效性测定分组

组别	患者血浆(mL)		正常血浆(mL)	
	PRP	PPP	PRP	PPP
1	0.1			0.1
2		0.1	0.1	
3	0.1	0.1		
4			0.1	0.1

2.参考区间

第 3 组、第 4 组分别为患者和正常人(作为对照组),患者 PF$_3$ 有缺陷或内源凝血因子有缺陷时,第3组凝固时间比第4组长。当第1组较第2组凝固时间延长 5 秒以上,即为 PF$_3$ 有效性减低。

3.临床应用

(1)减低:见于先天性血小板 PF$_3$ 缺乏症、血小板无力症、肝硬化、尿毒症、弥散性血管内凝血、异常蛋白血症、系统性红斑狼疮、特发性血小板减少性紫癜、骨髓增生异常综合征、急性白血病及某些药物影响等。

(2)增加:见于高脂血症、食用饱和脂肪酸、一过性脑缺血发作、心肌梗死、动脉粥样硬化、糖尿病伴血管病变等。

五、血小板膜糖蛋白检测

血小板膜表面糖蛋白(glucoprotein,GP)是血小板功能的分子基础,主要包括

GPⅡb/Ⅲa复合物（CD41/CD61）、GPIb/Ⅸ/Ⅴ复合物（CD42b/CD42a/CD42c）、GPIa/Ⅱa复合物（CD49b/CD29）、GPIc/Ⅱa复合物（CD49c/CD49f/CD29）、GPⅣ（CD36）和GPⅥ。GP分子数量或结构异常均可导致患者发生出血或血栓形成。活化血小板与静止血小板相比，膜糖蛋白的种类、结构、含量等亦呈现显著变化。

（一）原理

以往大都采用单克隆抗体与血小板膜表面糖蛋白结合后，用放免法测定血小板膜糖蛋白含量。现在由于流式细胞技术的发展以及荧光标记的各种血小板特异性单克隆抗体的成功制备，临床工作中已广泛使用流式细胞术（FCM）分析血小板膜糖蛋白。原理是选用不同荧光素标记的血小板膜糖蛋白单克隆抗体与受检者血小板膜上的特异性糖蛋白结合，在流式细胞仪上检测荧光信号，根据荧光的强弱分析，计算出阳性血小板的百分率或者定量检测血小板膜上糖蛋白含量。

（二）参考区间

GPⅠb（CD42b）、GPⅡb（CD41）、GPⅢa（CD61）、GPⅤ（CD42d）、GPⅨ（CD42a）阳性血小板百分率＞98％。

定量流式细胞分析：①GPⅢa（CD61）：$(53\pm12)\times10^3$ 分子数/血小板；②GPⅠb（CD42b）：$(38\pm11)\times10^3$ 分子数/血小板；③GPⅠa（CD49b）：$(5\pm2.8)\times10^3$ 分子数/血小板。

（三）临床应用

1.方法学评价

用FCM分析血小板的临床应用还包括：循环血小板活化分析（血小板膜CD62P（血小板膜P选择素）、CD63（溶酶体完整膜糖蛋白，LIMP）、PAC-1（活化血小板GPⅡb/Ⅲa复合物）的表达及血小板自身抗体测定、免疫血小板计数等。

由于血小板极易受到环境因素的影响发生活化，FCM分析血小板功能时需特别注意样本的采集、抗凝剂的选择、血液与抗凝剂的混匀方式、样本的运送与贮存、固定剂的种类和时间等，尤其还要合理设定各种对照，以避免各种因素可能造成的假阳性或假阴性反应。

2.临床意义

GPⅠb（CD42b）缺乏见于巨大血小板综合征，GPⅡb/Ⅲa（CD41/CD61）缺乏见于血小板无力症。

六、血小板自身抗体和相关补体检测

在某些免疫性疾病或因服用某些药物、输血等情况下,机体可产生抗血小板自身抗体或补体(platelet associated complement,PAC),导致血小板破坏过多或生成障碍,使循环血小板数减少,从而引发出血性疾病。血小板自身抗体可分为血小板相关免疫球蛋白(platelet associated immunoglobulin,PAIg),包括PAIgG、PAIgA、PAIgM和特异性膜糖蛋白自身抗体、药物相关自身抗体、抗同种血小板抗体等。测定血小板自身抗体或补体的表达有助于判断血小板数减少的原因。

(一)原理

血小板免疫相关球蛋白常用的检测方法为ELISA及流式细胞术。抗血小板膜糖蛋白抗体一般用ELISA检测,FCM分析方法尚不成熟。

(二)参考区间

ELISA法:PAIgG(0~78.8)ng/10^7血小板;PAIgA(0~2)ng/10^7血小板;PAIgM(0~7)ng/10^7血小板;PAC$_3$(0~129)ng/10^7血小板。FCM法:PAIg<10%。

(三)临床应用

(1)90%以上的特发性血小板减少性紫癜(ITP)患者PAIgG增加,同时测定PAIgA、PAIgM及PAC$_3$阳性率达100%。治疗后有效者上述指标下降,复发则增加。ITP患者在皮质激素治疗后,PAIgG不下降可作为切脾的指征。其他疾病如同种免疫性血小板减少性紫癜(如多次输血)、Evans综合征、药物免疫性血小板减少性紫癜、慢性活动性肝炎、结缔组织病、系统性红斑狼疮、恶性淋巴瘤、慢性淋巴细胞白血病、多发性骨髓瘤等PAIg也可增加。

(2)特异性抗血小板膜糖蛋白的自身抗体阳性对诊断ITP有较高的特异性,其中以抗GPⅡb/Ⅲa、GPⅠb/Ⅸ复合物的抗体为主。

七、血小板生存时间检测

本试验可反映血小板生成与破坏之间的平衡,是测定血小板在体内破坏或消耗速度的一项重要试验。

(一)原理

阿司匹林可使血小板膜花生四烯酸(AA)代谢中的关键酶(环氧化酶)失活,致血小板AA代谢受阻,代谢产物丙二醛(MDA)和血栓烷B$_2$(TXB$_2$)生成减少。

而新生血小板未受抑制,MDA 和 TXB$_2$ 含量正常。故根据患者口服阿司匹林后血小板 MDA 和 TXB2 生成量的恢复曲线可推算出血小板的生存时间。MDA 含量可用荧光分光光度计法测定,TXB2 可以用 ELISA 法测定。

(二)参考区间

MDA 法:6.6～15 天;TXB2 法:7.6～11 天。

(三)临床应用

血小板生存期缩短,见于以下疾病。①血小板破坏增多性疾病:如原发性血小板减少性紫癜、同种和药物免疫性血小板减少性紫癜、脾功能亢进、系统性红斑狼疮;②血小板消耗过多性疾病:如 DIC、血栓性血小板减少性紫癜(TTP)、溶血尿毒症综合征(HUS);③各种血栓性疾病:如心肌梗死、糖尿病伴血管病变、深静脉血栓形成、肺梗死、恶性肿瘤等。

八、血小板钙流检测

血小板活化时,储存于血小板致密管道系统和致密颗粒内的 Ca^{2+} 释放出来,胞质内 Ca^{2+} 浓度升高形成 Ca^{2+} 流。Ca^{2+} 流信号随即促进血小板的花生四烯酸代谢、信号传导、血小板的收缩及活化等生理反应。

(一)原理

利用荧光探针如 Fura2、Fluro3-AM 等标记血小板内钙离子,在诱导剂作用下,血小板的钙离子通道打开,用共聚焦显微镜或流式细胞术观察血小板荧光强度变化,以分析血小板胞内钙流的变化。

(二)参考区间

正常血小板内 Ca^{2+} 浓度为 20～90 nmol/L,细胞外钙浓度为 1.1～1.3 nmol/L。

(三)临床应用

测定血小板胞内 Ca^{2+} 的方法可用于临床诊断与 Ca^{2+} 代谢有关的血小板疾病,也可用于判断钙通道阻滞剂的药理作用。

第四节　凝血系统检验

凝血系统由内源性凝血途径、外源性凝血途径和共同凝血途径三部分组成,各部分常用的凝血系统检测方法介绍如下。

一、内源凝血系统的检验

(一)全血凝固时间测定

1.原理

静脉血与异物表面(如玻璃、塑料等)接触后,因子Ⅻ被激活,启动了内源凝血系统,最后生成纤维蛋白而使血液凝固,其所需时间即凝血时间(coagulation time,CT),是内源凝血系统的一项筛选试验。目前采用静脉采血法,有3种检测方法。

(1)活化凝血时间(activated clotting time,ACT)法:在待检全血中加入白陶土-脑磷脂悬液,以充分激活因子Ⅻ和Ⅺ,并为凝血反应提供丰富的催化表面,启动内源凝血途径,引发血液凝固。

(2)硅管凝血时间测定法(silicone clotting time,SCT):涂有硅油的试管加血后,硅油使血液与玻璃隔离,凝血时间比普通试管法长。

(3)普通试管法(Lee-White法):全血注入普通玻璃试管而被激活,从而启动内源性凝血。

2.参考区间

每个实验室都应建立其所用测定方法的相应参考区间。ACT为1.2～2.1分钟;SCT为15～32分钟;普通试管法为5～10分钟。

3.临床应用

(1)方法学评价:静脉采血法由于血液中较少混入组织液,因此对内源凝血因子缺乏的灵敏度比毛细血管采血法要高。①普通试管法:仅能检出FⅧ促凝活性水平低于2%的重型血友病患者,本法不敏感,目前趋于淘汰;②硅管法:较敏感,可检出FⅧ促凝活性水平低于45%的血友病患者;③ACT法:是检出内源凝血因子缺陷敏感的筛检试验之一,能检出FⅧ促凝活性水平低至45%的血友病患者,ACT法也是体外监测肝素治疗用量较好的实验指标之一。

上述测定凝血时间的诸方法,在检测内源性凝血因子缺陷方面,ACT的灵敏度和准确性最好。

(2)质量控制:ACT试验不是一个标准化的试验,此试验的灵敏度与准确度受多种因素的影响,如激活剂种类、仪器判定血液凝固的原理(如电流法、光学法和磁珠法等)等。不同的激活剂如硅藻土和白陶土,凝固时间不同,较常用硅藻土作激活剂,因白陶土有抵抗抑肽酶(一种抗纤溶药物,可减低外科手术后出血)

的作用,不适宜用于与此药有关的患者。各种方法之间必须与现行的标准方法进行相关性和偏倚分析,以便调节 ACT 监测肝素浓度所允许的测定时间。

理论上,CT 能检出 APTT 所能检出的凝血因子以及血小板磷脂的缺陷,而事实上,只要有微量的Ⅱa 形成,就足以发生血液凝固;即使患者有极严重的血小板减低症,少量 PF3 就足以促进Ⅱa 形成,故血小板减低症患者 CT 可正常,只在极严重的凝血因子缺乏时 CT 才延长。CT 的改良方法如塑料试管法、硅化试管法、活化凝固时间法等,虽然灵敏度有所提高,但不能改变上述的局限性。因此,作为内源凝血筛检试验,CT 测定已被更好的检测内源性凝血异常的指标 APTT 所替代。

(3)临床意义:CT 主要反映内源凝血系统有无缺陷。①CT 延长:除 FⅦ和 FⅩⅢ外,所有其他凝血因子缺乏,CT 均可延长,主要见于 FⅧ、FⅨ 显著减低的血友病和 FⅪ 缺乏症;vWD;严重的 F Ⅴ、FⅩ、纤维蛋白原和 FⅡ 缺乏,如肝病、阻塞性黄疸、新生儿出血症、吸收不良综合征、口服抗凝剂、应用肝素以及低(无)纤维蛋白原血症和纤溶亢进使纤维蛋白原降解增加;DIC,尤其在失代偿期或显性 DIC 时 CT 延长;病理性循环抗凝物增加,如抗 FⅧ抗体或抗 FⅨ抗体、SLE 等。②监测肝素抗凝治疗的用量:行体外循环时,由于 APTT 试验不能反映体内肝素的安全水平,因而用 ACT 监测临床肝素的应用。③CT 缩短见于血栓前状态如 DIC 高凝期等,但敏感性差;血栓性疾病,如心肌梗死、不稳定心绞痛、脑血管病变、糖尿病血管病变、肺梗死、深静脉血栓形成、妊娠期高血压疾病、肾病综合征等。

(二)活化部分凝血活酶时间测定

1.原理

37 ℃条件下,以白陶土(激活剂)激活因子Ⅻ和Ⅺ,以脑磷脂(部分凝血活酶)代替血小板提供凝血的催化表面,在 Ca^{2+} 参与下,观察贫血小板血浆凝固所需时间,即为活化部分凝血活酶时间(activated partial thromboplastin time,APTT),是内源凝血系统较敏感和常用的筛选试验。有手工法和仪器法。

仪器法即指血液凝固分析仪,主要有 3 种判断血浆凝固终点的方法。

(1)光学法:当纤维蛋白原逐渐变成纤维蛋白时,经光照射后产生的散射光(散射比浊法)或透射光(透射比浊法)发生变化,根据一定方法判断凝固终点。

(2)电流法(钩方法):根据纤维蛋白具有导电性,利用纤维蛋白形成时的瞬间电路连通来判断凝固终点。

(3)黏度法(磁珠法):血浆凝固时血浆黏度增高,使正在磁场中运动的小铁珠运动强度减弱,以此判断凝固终点。

还有一种适用于床边检验的血液凝固仪是采用干化学测定法,其原理是将惰性顺磁铁氧化颗粒(paramagnetic iron oxide particle,PIOP)均匀分布于产生凝固或纤溶反应的干试剂中,血液与试剂发生相应的凝固或纤溶反应时,PIOP随之摆动,通过检测其引起的光量变化即可获得试验结果。

2.参考区间

20~35秒(通常<35秒),每个实验室应建立所用测定方法相应的参考区间。

3.临床应用

(1)方法学评价:手工法虽重复性差一点,且耗时,但操作简便,有相当程度准确性,现仍作为参考方法。仪器法快速、敏感和简便,所用配套的试剂、质控物、标准品均保证了试验的高精度;但在诊断的准确性方面,仪器法并不比手工法更高;且仪器本身也会产生一定误差。

APTT是一个临床常用、较为敏感的检测内源凝血因子缺乏的简便试验,已替代普通试管法CT测定。但APTT对诊断血栓性疾病和血栓前状态缺乏敏感性,也无特异性,临床价值有限。

新生儿由于凝血系统尚未发育完善,多种凝血因子尤其是维生素K依赖凝血因子(F II、F VII、F IX、F X)和接触系统凝血因子(F XI、F XII、PK、HMWK)血浆水平不到成人的50%,其APTT检测将延长,一般出生后半年凝血因子可达正常成人水平。

(2)质量控制:标本采集、抗凝剂用量、仪器和试剂、实验温度等均对APTT试验的准确性产生重要的影响,故对实验的要求基本与PT相同(见PT测定)。由于缺乏标准的试剂和技术,APTT测定的参考区间也随所用的检测方法、仪器和试剂而变化,因此,按仪器和试剂要求进行认真检测比选择测定的方法更为重要。①激活剂和部分凝血活酶试剂:来源及制备不同,均可影响测定结果;常用的激活剂有白陶土(此时APTT又称为kaolinpartial thromboplastin time,KPTT),还可以用硅藻土、鞣花酸;应根据不同目的的检验选用合理的激活剂:对凝血因子相对敏感的激活剂是白陶土,对肝素相对敏感的是硅藻土;对狼疮抗凝物相对敏感的是鞣花酸;部分凝血活酶(磷脂)主要来源于兔脑组织(脑磷脂),不同制剂质量不同,一般选用F VIII、F IX和F XI的血浆浓度为200~250 U/L时敏感的试剂。②标本采集和处理:基本要求同PT试验。注意冷冻血浆可减低APTT对狼疮抗凝物,以及对F XII、F XI、HMWK、PK缺乏的灵敏度;室温下,

FⅧ易失活,须快速检测;高脂血症可使 APTT 延长。

(3)临床意义:APTT 反映内源凝血系统凝血因子(Ⅻ、Ⅺ、Ⅸ、Ⅷ)、共同途径中 FⅡ、FⅠ、FⅤ和 FⅩ 的水平。虽然,APTT 测定的临床意义基本与凝血时间相同,但灵敏度较高,可检出低于正常水平15%～30%凝血因子的异常。APTT对 FⅧ和 FⅨ缺乏的灵敏度比对 FⅪ、FⅫ和共同途径中凝血因子缺乏的灵敏度高。必须指出,单一因子(如因子FⅧ)活性增高就可使 APTT 缩短,其结果则可能掩盖其他凝血因子的缺乏。

APTT 超过正常对照 10 秒以上即为延长。主要见于:①轻型血友病,可检出 FⅧ活性低于15%的患者,对 FⅧ活性超过30%和血友病携带者灵敏度欠佳;在中、轻度 FⅧ、FⅨ、FⅪ 缺乏时,APTT 可正常。②vWD,Ⅰ 型和Ⅲ型患者APTT 可显著延长,但不少Ⅱ型患者 APTT 并不延长。③血中抗凝物如凝血因子抑制物、狼疮抗凝物、华法林或肝素水平增高,FⅡ、FⅨ 及 FⅤ、FⅩ 缺乏时灵敏度略差。④纤溶亢进,大量纤维蛋白降解产物(FDP)抑制纤维蛋白聚合,使APTT 延长,DIC 晚期时,伴随凝血因子大量被消耗,APTT 延长更为显著。⑤其他如肝病、DIC、大量输入库血等。

APTT 缩短见于血栓前状态及血栓性疾病、DIC 早期(动态观察 APTT 变化有助于 DIC 的诊断)。APTT 对血浆肝素的浓度较敏感,是目前广泛应用的肝素治疗监测指标。此时,要注意 APTT 测定结果必须与肝素治疗范围的血浆浓度呈线性关系,否则不宜使用。一般在肝素治疗期间,APTT 维持在正常对照的 1.5～3.0 倍为宜。

(三)血浆因子Ⅷ、Ⅸ、Ⅺ和Ⅻ促凝活性测定

1.原理

一期法:受检血浆中分别加入乏 FⅧ、FⅨ、FⅪ 和 FⅫ 的基质血浆、白陶土脑磷脂悬液和钙溶液,分别记录开始出现纤维蛋白丝所需的时间。从各自的标准曲线中,分别计算出受检血浆中FⅧ:C、FⅨ:C、FⅪ:C 和 FⅫ:C 相当于正常人的百分率(%)。

2.参考区间

FⅧ:C,103%±25.7%;FⅨ:C,98.1%±30.4%;FⅪ:C,100%±18.4%;FⅫ:C,92.4%±20.7%。

3.临床应用

(1)方法学评价:本试验是在内源凝血筛选试验的基础上,省略以往逐级筛选和纠正试验,直接检测各相应凝血因子促凝活性的较为理想和直观的实验方法,同时也是血友病评价和分型的重要指标之一。

(2)质量控制:急性时相反应及严重肝实质损伤时,FⅧ:C可明显增加,但在 vWF 缺陷时,FⅧ:C 降低,因此需与 vWF 含量同时测定。加入的基质血浆中缺乏因子应小于 1%,而其他因子水平必须正常,放置于-80～-40 ℃冰箱中保存,每次测定都应作标准曲线,正常标准血浆要求 20 人以上混合血浆,分装冻干保存于-40～-20 ℃,可用 2～3 个月。

(3)临床意义:①增高主要见于血栓前状态和血栓性疾病,如静脉血栓形成、肺栓塞、妊娠期高血压疾病、晚期妊娠、口服避孕药、肾病综合征、恶性肿瘤等。②减低见于 FⅧ:C 减低见于血友病甲(其中重型≤1%;中型 2%～5%;轻型 6%～25%;亚临床型 26%～45%)、血管性血友病(尤其是Ⅰ型和Ⅲ型)、DIC、血中存在因子Ⅷ抗体(此情况少见);FIX:C 减低见于血友病乙(临床分型同血友病甲)、肝脏疾病、DIC、维生素 K 缺乏症和口服抗凝剂等;FⅪ:C 减低见于 FⅪ因子缺乏症、DIC、肝脏疾病等;FⅫ:C 减低见于先天性FⅫ缺乏症、DIC 和肝脏疾病等。

二、外源凝血系统的检验

(一)血浆凝血酶原时间测定(一期法)

1.原理

在受检血浆中加入过量的组织凝血活酶(人脑、兔脑、胎盘及肺组织等制品的浸出液)和钙离子,使凝血酶原变为凝血酶,后者使纤维蛋白原转变为纤维蛋白。观察血浆凝固所需时间即凝血酶原时间(prothrombin time,PT)。该试验是反映外源凝血系统最常用的筛选试验。有手工和仪器检测两类方法。仪器法判断血浆凝固终点的方法和原理与 APTT 检测时基本相同。

2.参考区间

每个实验室应建立所用测定方法相应的参考区间。①成人:10～15 秒,新生儿延长2～3 秒,早产儿延长 3～5 秒(3～4 天后达到成人水平);②凝血酶原时间比值(prothrombin time ratio,PTR):0.85～1.15;③国际标准化比值(international normalized ration,INR):口服抗凝剂治疗不同疾病时,需不同的 INR。

3.临床应用

(1)方法学评价。①手工法:常用普通试管法,曾用毛细血管微量法,后者虽采血量少,但操作较烦琐,已淘汰;也可用表面玻皿法,尽管准确性较试管法高,但操作不如后者方便;手工法虽重复性差一些,耗时,但仍有相当程度的准确性,且操作简便,故仍在临床应用,并可作为仪器法校正的参考方法。②仪器法:血凝仪可连续记录凝血过程引起的光、电或机械运动的变化,其中,黏度法(磁珠法)可不受影响因素(黄疸、乳糜、高脂血症、溶血等)的干扰。

半自动仪器法(加样、加试剂仍为手工操作)提高了 PT 测定的精确度和速度,但存在标本交叉污染的缺点。全自动仪器法(加样、加试剂全部自动化)使检测更加精确、快速、敏感和简便;同时,仪器法所用的试剂、质控物、标准品均有可靠的配套来源,保证了试验的高精度。但在临床诊断的准确性方面,仪器法并不比手工法更高。凝血仪干化学法测定,操作简单,特别有助于床边 DIC 的诊断,但价格较贵,尚未能普及。

(2)质量控制:血液标本采集、抗凝剂用量、仪器和试剂、实验温度以及 PT 检测的报告方式均对 PT 试验的准确性和实用性产生重要影响。

标本采集和处理:患者应停用影响止凝血试验的药物至少1周。抗凝剂为 10^9 mmol/L 枸橼酸钠,其与血液的容积比为 1∶9。若血标本的 Hct 异常增高或异常减低,推荐矫正公式:抗凝剂用量=0.001 85×血量(mL)×(100-患者 Hct)。在采血技术和标本处理时应注意止血带使用时间要短,采血必须顺利快捷,避免凝血、溶血和气泡(气泡可使 Fg、FV、FⅦ变性和引起溶血,溶血又可引起 FⅦ激活,使 PT 缩短);凝血检测用的血标本最好单独采集,并立即分离血浆,按规定的离心力除去血小板;创伤性或留置导管的血标本以及溶血、凝血不适宜做凝血试验;对于黄疸、溶血、脂血标本如用光学法测定,结果应扣除本底干扰,标本送检时应注意储存温度和测定时间。低温虽可减缓凝血因子的失活速度,但可活化 FⅦ、FⅪ。如储存血标本,也要注意有效时间,储存时间过长,凝血因子(尤其FⅧ)的活性明显减低,因此,从标本采集到完成测定的时间通常不宜超过 2 小时。

组织凝血活酶试剂质量:该试验灵敏度的高低依赖于组织凝血活酶试剂的质量。试剂可来自组织抽提物,应含丰富的凝血活酶(TF 和磷脂);现也用纯化的重组 TF(recombinant-tissue factor,r-TF)加磷脂作试剂,r-TF 比动物性来源的凝血活酶对 FⅡ、FⅦ、FⅩ 灵敏度更高。组织凝血活酶的来源及制备方法不同,使各实验室之间及每批试剂之间 PT 结果差异较大,可比性差,特别影响对口服抗凝剂患者治疗效果的判断,因此,应使用标有国际敏感指数(international sensitivity index,ISI)的试剂。

国际敏感指数和国际标准化比值:为了校正不同组织凝血活酶之间的差异,早在 1967 年,世界卫生组织就将人脑凝血活酶标准品(批号 67/40)作为以后制备不同来源组织凝血活酶的参考物,并要求计算和提供每批组织凝血活酶的ISI。ISI值越低,试剂对有关凝血因子降低的敏感度越高。目前,各国大体是用国际标准品标化本国标准品。对口服抗凝剂的患者必须使用国际标准化比值(international normalization ratio,INR)作为 PT 结果报告形式,并用以作为抗凝治疗监护的指标。INR=患者凝血酶原时间/正常人平均凝血酶原时间。

正常对照:必须至少来自 20 名以上男女各半的混合血浆所测结果。目前,许多试剂制造商能提供 100 名男女各半的混合血浆作为对照用的标准血浆。

报告方式:一般情况下,可同时报告受检者 PT(s)和正常对照 PT(s)以及凝血酶原比率(PTR),PTR=被检血浆 PT/正常血浆 PT。当用于监测口服抗凝剂用量时,则必须同时报告 INR 值。

(3)临床意义:PT 是检测外源性凝血因子有无缺陷较为敏感的筛检试验,也是监测口服抗凝剂用量的有效监测指标之一。

PT 延长指 PT 超过正常对照 3 秒以上或 PTR 超过参考区间。主要见于:①先天性 FⅡ、FⅤ、FⅦ、FⅩ减低(较为少见,一般在低于参考人群水平的 10%以下时才会出现 PT 延长,PTR 增大)、纤维蛋白原缺乏(Fg<500 mg/L)或无纤维蛋白原血症、异常纤维蛋白原血症;②获得性凝血因子缺乏,如 DIC、原发性纤溶亢进症、阻塞性黄疸和维生素 K 缺乏、循环抗凝物质增多等。香豆素治疗(注意药物如氨基水杨酸、头孢菌素等可增强口服抗凝药物的药效,而巴比妥盐等可减弱口服抗凝药物的药效)时,当 FⅡ、FⅤ、FⅦ、FⅩ浓度低于正常人水平 40%时,PT 即延长。

PT 对 FⅦ、FⅩ缺乏的敏感性较对 FⅠ、FⅡ缺乏的要高,但对肝素的敏感性不如 APTT。此外,发现少数 FⅨ严重缺乏的患者,由于 FⅦa 活化 FⅨ的途径障碍,也可导致 PT 延长,但其延长程度不如 FⅦ、FⅩ、凝血酶原和纤维蛋白原缺乏时显著。

PT 缩短见于:①先天性 FⅤ增多;②DIC 早期(高凝状态);③口服避孕药、其他血栓前状态及血栓性疾病。

PT 是口服抗凝药的实验室监测的首选指标。临床上,常将 INR 为 2~4 作为口服抗凝剂治疗时剂量适宜范围。当 INR 大于4.5时,如 Fg 和血小板数仍正常,则提示抗凝过度,应减低或停止用药。当 INR 低于 4.5 而同时伴有血小板减低时,则可能是 DIC 或肝病等所致,也应减低或停止口服抗凝剂。口服抗凝剂达有效剂量时的 INR 值:预防深静脉血栓形成为 1.5~2.5;治疗静脉血栓形成、肺栓塞、心脏瓣膜病为 2.0~3.0;治疗动脉血栓栓塞、心脏机械瓣膜转换、复发性系统性栓塞症为 3.0～4.5。

(二)血浆因子Ⅱ、Ⅴ、Ⅶ、Ⅹ促凝活性检测

1.原理

一期法:受检血浆分别与凝血因子Ⅱ、Ⅴ、Ⅶ、Ⅹ基质血浆混合,再加兔脑粉浸出液和钙溶液,分别作血浆凝血酶原时间测定。将受检者血浆测定结果与正常人新鲜混合血浆比较,分别计算出各自的因子FⅡ:C、FⅤ:C、FⅦ:C 和FⅩ:C促凝活性。

2.参考区间

FⅡ:C,97.7%±16.7%;FⅤ:C,102.4%±30.9%;FⅦ:C,103%±17.3%;FⅩ:C,103%±19.0%。

3.临床应用

(1)方法学评价:本试验是继外源凝血系统筛选试验异常,进而直接检测诸因子促凝活性更敏感、更可靠指标,也是诊断这些因子缺陷的主要依据。

(2)质量控制:同凝血因子Ⅷ、Ⅸ、Ⅺ和Ⅻ促凝活性测定。

(3)临床意义:活性增高主要见于血栓前状态和血栓性疾病。活性减低见于肝病变、维生素 K 缺乏(FⅤ:C 除外)、DIC 和口服抗凝剂;血循环中存在上述因子的抑制物等;先天性上述因子缺乏较罕见。

目前 FⅡ:C,FⅤ:C,FⅦ:C,FⅩ:C 的测定主要用于肝脏受损的检查,因子 FⅦ:C 下降在肝病的早期即可发生;因子 FⅤ:C 的测定在肝损伤和肝移植中应用较多。

(三)血浆组织因子活性测定

1.原理

发色底物法:组织因子(Tissue factor,TF)与 FⅦ结合形成 TF-FⅦ复合物,激活 FⅩ 和 FⅨ,活化的 FⅩa 水解发色底物(S-2222),释放出对硝基苯胺(PNA),405 nm 波长下测其吸光度(A),PNA 颜色的深浅与血浆组织因子活性(TF:A)成正比。

2.参考区间

81%～114%。

3.临床应用

(1)方法学评价:相比于组织因子含量的测定,组织因子活性测定更能反应组织因子在外源性凝血途径中所发挥的作用。发色底物法,技术成熟,操作简单,适用于临床检测。

(2)质量控制:对于黄疸、溶血、脂血标本,读取结果时应扣除本底吸光度值或重新抽血。每次测定前都应作标准曲线,正常标准血浆要求 20 人以上混合血浆,分装冻干保存于$-40\sim-20\ ℃$,可用2~3 个月。

(3)临床意义:组织因子活性增加见于内毒素血症、严重创伤、广泛手术、休克、急性呼吸窘迫综合征(acute respiratory distress syndrome,ARDS)、DIC、急性白血病等。

三、共同凝血途径的检查

(一)纤维蛋白原测定

1.原理

(1)Clauss 法(凝血酶法):受检血浆中加入过量凝血酶,将血浆中的纤维蛋白原(fibrinogen,Fg)转变为纤维蛋白,使血浆凝固,其时间长短与 Fg 含量成负相关。受检血浆的 Fg 含量可从国际标准品 Fg 参比血浆测定的标准曲线中获得。

(2)免疫法:①免疫火箭电泳法(Laurell 法):在含 Fg 抗血清的琼脂板中,加入一定量的受检血浆(抗原),在电场作用下,抗原体形成火箭样沉淀峰,峰的高度与 Fg 含量成正比;②酶联免疫法:用抗 Fg 的单克隆体、酶联辣根过氧化酶抗体显色、酶联免疫检测仪检测血浆中的 Fg 含量。

(3)比浊法(热沉淀比浊法):血浆经磷酸二氢钾-氢氧化钠缓冲液稀释后,加热至 56 ℃,使 Fg 凝集,比浊测定其含量。

(4)化学法(双缩脲法):用 12.5％亚硫酸钠溶液将血浆中的 Fg 沉淀分离,然后以双缩脲试剂显色测定。

2.参考区间

成人,2~4 g/L;新生儿,1.25~3.00 g/L。

3.临床应用

主要用于出血性疾病(包括肝病)或血栓形成的诊断以及溶栓治疗的监测。

(1)方法学评价:①Clauss 法为功能检测,操作简单、结果可靠,故被 WHO 推荐为测定Fg 的参考方法,当凝血仪通过检测 PT 方法来换算 Fg 浓度时,结果可疑,则应用 Clauss 法复核确定;②免疫法、比浊法和化学法操作较烦琐,均非 Fg 功能检测法,故与生理性 Fg 活性不一定总是呈平行关系。

(2)质量控制:Clauss 法参与血浆必须与检测标本同时测定,以便核对结果;

如标本中存在肝素、FDP 增加或罕见的异常 Fg,则 Clauss 法测定的 Fg 含量可假性减低,此时,需用其他方法核实。由于凝血酶的活性将直接影响 Clauss 法所测定的 Fg 含量,因此对凝血酶试剂应严格保存,一般应在低温保存。稀释后,在塑料(聚乙烯)试管中置 4 ℃可保存活性 24 小时。

(3)临床意义。①增高:见于急性时相反应,可出现高纤维蛋白原血症,如炎症、外伤、肿瘤等,慢性活动性炎症反应,如风湿病、胶原病等,Fg 水平超过参考区间上限是冠状动脉粥样硬化心脏病和脑血管病发病的独立危险因素之一。②减低:见于纤维蛋白原合成减少或结构异常性疾病,如先天性低(无)蛋白原血症;异常纤维蛋白原血症(但用免疫法检测抗原可正常);严重肝实质损伤,如肝硬化、酒精中毒等;纤维蛋白原消耗增多,如 DIC(纤维蛋白原定量可作为 DIC 的筛查试验);原发性纤溶亢进,如中暑、缺氧、低血压等;药物,如雌激素、鱼油、高浓度肝素、纤维蛋白聚合抑制剂等。③可用于溶栓治疗(如用 UK、t-PA)、蛇毒治疗(如用抗栓酶、去纤酶)的监测。

(二)凝血因子ⅩⅢ定性试验和亚基抗原检测

1.凝血因子ⅩⅢ定性试验

(1)原理:受检血浆加入钙离子后,使 Fg 转变成 Fb 凝块,将此凝块置入 5 mol/L尿素溶液或 2%单氨(碘)醋酸溶液中,如果受检血浆不缺乏因子ⅩⅢ,则形成的纤维蛋白凝块不溶于尿素溶液或 2%单氨(碘)醋酸溶液;反之,则易溶于尿素溶液或 2%单氨(碘)醋酸溶液中。

(2)参考区间:24 小时内纤维蛋白凝块不溶解。

(3)临床应用。①方法学评价:本试验简单、可靠,是十分实用的过筛试验,在临床上,若发现伤口愈合缓慢、渗血不断或怀疑有凝血因子 ⅩⅢ 缺陷者,均可首先选择本试验;②质量控制:由于凝块对结果判断有直接影响,因此抽血时要顺利,不应有溶血及凝血,且采血后应立即检测,不宜久留,加入的钙离子溶液应新鲜配制;③临床意义:若纤维蛋白凝块在 24 小时内,尤其 2 小时内完全溶解,表示因子ⅩⅢ缺乏,见于先天性因子ⅩⅢ缺乏症和获得性因子ⅩⅢ明显缺乏,后者见于肝病、SLE、DIC、原发性纤溶症、转移性肝癌、恶性淋巴瘤以及抗 FⅩⅢ抗体等。

2.凝血因子ⅩⅢ亚基抗原检测

(1)原理(免疫火箭电泳法):分别提纯人血小板和血浆中的ⅩⅢα亚基和ⅩⅢβ亚基,用以免疫家兔,产生抗体。在含 FⅩⅢα亚基和 FⅩⅢβ亚基抗血清的琼脂凝胶板中,加入受检血浆(抗原),在电场作用下,出现抗原抗体反应形成的火箭样沉淀峰,此峰的高度与受检血浆中 FⅩⅢ亚基的浓度成正比。根据沉淀峰的高度,从标准曲线中计算出 FⅧα：Ag 和 FⅧβ：Ag 相当于正常人的百分率。

（2）参考区间：FⅧα 为 100.4％±12.9％；FⅧβ 为 98.8％±12.5％。

（3）临床应用：血浆凝血因子Ⅷ亚基抗原的检测，对凝血因子Ⅷ四聚体的缺陷性疾病诊断和分类具有十分重要价值。①先天性因子Ⅷ缺乏症：纯合子型者的 FⅧα：Ag 明显减低（≤1％），FⅧβ：Ag 轻度减低；杂合子型者的 FⅧα：Ag 减低（常≤50％），FⅧβ：Ag 正常。②获得性因子Ⅷ减少症：见于肝疾病、DIC、原发性纤溶症、急性心肌梗死、急性白血病、恶性淋巴瘤、免疫性血小板减少紫癜、SLE 等。一般认为，上述疾病的 FⅧα：Ag 有不同程度的降低，而Ⅷβ：Ag 正常。

（三）凝血酶生成的分子标志物检测

1.血浆凝血酶原片段 $1+2$（F_{1+2}）测定

（1）原理（ELISA 法）：以抗 F_{1+2} 抗体包被酶标板，加入标准品或待测标本后，再加入用辣根过氧化物酶标记的凝血酶抗体，与游离 F_{1+2} 抗原决定簇结合，充分作用后，凝血酶抗体上带有的辣根过氧化物酶在 H_2O_2 溶液存在的条件下分解加入的邻苯二胺，使之显色，溶液颜色的深浅与样本中的 F_{1+2} 含量成正比。

（2）参考区间：0.4～1.1 nmol/L。

（3）临床应用。①方法学评价：凝血酶的半衰期极短，因此不能直接测定；凝血酶原被凝血酶（由 FⅩa、FⅤa、Ca^{2+} 和磷脂组成）作用转化为凝血酶时，凝血酶原分子的氨基端（N 端）释放出 F_{1+2}，通过测定 F_{1+2} 可间接反映凝血酶的形成及活性，是体内凝血酶活化的分子标志物，对血液高凝状态的检查有重要意义；但目前因采用 ELISA 法测定，一般适用于批量标本检测，而且耗时太长，使临床急诊使用时受到一定限制。②质量控制：血液采集与保存将直接影响血浆 F_{1+2} 的测定结果，且止血带太紧或压迫时间太长，都可导致采血过程的人工凝血活化，因此采血过程要求尽量顺利。③临床意义：血浆 F_{1+2} 增高见于高凝状态，血栓性疾病如 DIC、易栓症、急性心肌梗死、静脉血栓形成等；溶栓、抗凝治疗 AMI 时，若溶栓治疗有效，缺血的心肌成功实现再灌注，则 F_{1+2} 可锐减；用肝素治疗血栓性疾病时，一旦达到有效治疗浓度，则血浆 F_{1+2} 可由治疗前的高浓度降至参考区间内；口服华法林，血浆 F_{1+2} 浓度可降至参考区间以下，当用 F_{1+2} 作为低剂量口服抗凝剂治疗的监测指标时，浓度在0.4～1.2 nmol/L时，可达到最佳抗凝治疗效果。

2.血浆纤维蛋白肽 A 测定

(1)原理:待检血浆用皂土处理,以除去纤维蛋白原,含纤维蛋白肽 A(FPA)标本先与已知过量的兔抗人 FPA 抗体结合,部分液体被转移至预先包被 FPA 的酶标板上,上步反应中剩余的为结合 FPA 抗体可与 FPA 结合,结合于固相的兔抗人 FPA 抗体被羊抗兔(带有辣根过氧化物酶)IgG 结合,在 H_2O_2 溶液存在的条件下使邻苯二胺(OPD)基质显色,颜色的深浅与 FPA 含量呈负相关关系。

(2)参考区间:男性不吸烟者为$(1.83\pm0.61)\mu g/L$;女性不吸烟、未服用避孕药者为$(2.24\pm1.04)\mu g/L$。

(3)临床应用:FPA 是纤维蛋白原转变为纤维蛋白过程中产生的裂解产物之一,因此,若待检血浆中出现 FPA 则表明有凝血酶生成。FPA 升高见于深静脉血栓形成、DIC、肺栓塞、SLE、恶性肿瘤转移、肾小球肾炎等。

3.可溶性纤溶蛋白单体复合物测定

(1)原理:根据酶免疫或放射免疫的检测原理,用抗纤维蛋白单克隆抗体测定血浆中可溶性纤维蛋白单体复合物(solube fibrin monomer complex,sFMC)的含量。

(2)参考区间:ELISA 法范围为$(48.5\pm15.6)mg/L$;放射免疫法范围为$(50.5\pm26.1)mg/L$。

(3)临床应用:纤维蛋白单体是纤维蛋白原转变为纤维蛋白的中间体,是凝血酶水解纤维蛋白原使其失去 FPA 和 FPB 而产生的。当凝血酶浓度低时,纤维蛋白单体不足以聚合形成纤维蛋白凝块,它们自行和纤维蛋白原或纤维蛋白降解产物结合形成复合物。sFMC 是凝血酶生成的另一标志物。sFMC 升高多见于肝硬化失代偿期、急性白血病(M_3 型)、肿瘤、严重感染、多处严重创伤、产科意外等。

第五节　抗凝与纤溶系统检测

一、生理性抗凝物质检测

(一)抗凝血酶活性及抗原测定

1.抗凝血酶活性(antithrombin activity,AT:A)检测

(1)检测原理(发色底物法):受检血浆中加入过量凝血酶,使 AT 与凝血酶形成1:1复合物,剩余的凝血酶作用于发色底物S-2238,释出显色基团对硝基

苯胺(PNA)。显色的深浅与剩余凝血酶呈正相关,而与 AT 呈负相关,根据受检者所测得吸光度(A 值)从标准曲线计算出 AT:A。

(2)参考区间:108.5%±5.3%。

(3)临床应用:AT 活性或抗原测定是临床上评估高凝状态良好的指标,尤其是 AT 活性下降。AT 抗原和活性同时检测,是遗传性 AT 缺乏的分型主要依据。

遗传性 AT 缺乏分为两型:①交叉反应物质(cross reaction material,CRM)阴性型(CRM-)即抗原与活性同时下降;②CRM+型,抗原正常,活性下降。

获得性 AT 缺乏或活性减低主要原因有:①AT 合成降低,主要见于肝硬化、重症肝炎、肝癌晚期等,可伴发血栓形成;②AT 丢失增加,见于肾病综合征;③AT 消耗增加,见于血栓前期和血栓性疾病,如心绞痛、脑血管疾病、DIC 等。在疑难诊断 DIC 时,AT 水平下降具有诊断价值。而急性白血病时 AT 水平下降更可看作是 DIC 发生的危险信号。

AT 水平和活性增高见于血友病、白血病和再生障碍性贫血等疾病的急性出血期以及口服抗凝药治疗过程中。在抗凝治疗中,如怀疑肝素治疗抵抗,可用 AT 检测来确定。抗凝血酶替代治疗时,也应首选 AT 检测来监护。

(二)抗凝血酶抗原(antithrombin antigen,AT:Ag)检测

1.原理

(1)免疫火箭电泳法:受检血浆中 AT 在含 AT 抗血清的琼脂糖凝胶中电泳,抗原和抗体相互作用形成火箭样沉淀峰。沉淀峰的高度与血浆中 AT 的含量成正相关。从标准曲线中计算出受检血浆中 AT 抗原的含量。

(2)酶联免疫吸附法:将抗 AT 抗体包被在固相板上,标本中的 AT 与固相的抗 AT 抗体相结合,再加入酶标的抗 AT 抗体,则形成抗体-抗原-酶标抗体的复合物,加入显色基质后,根据发色的深浅来判断标本中的 AT 含量。

2.参考区间

(0.29±0.06) g/L。

3.临床评价

见血浆 AT 活性检测。在免疫火箭电泳法中样品不可用肝素抗凝,只可用枸橼酸盐抗凝而且样本不可以反复冻融。

(三)凝血酶-抗凝血酶复合物(thrombin-antithrombin,TAT)测定

1.原理

酶联免疫吸附法:抗凝血酶包被于固相,待测血浆中的 TAT 以其凝血酶与固相上的 AT 结合,然后加入过氧化物酶标记的抗 AT,后者与结合于固相的 TAT 结合,并使底物显色。反应液颜色的深浅与 TAT 浓度呈正相关。

2.参考区间

健康成人枸橼酸钠抗凝血浆(n＝196):1.0～4.1 μg/L,平均为 1.5 μg/L。

3.临床应用

(1)方法学评价:TAT 一方面反映凝血酶生成的量,同时也反映抗凝血酶被消耗的量。

(2)质量控制:在 2～8 ℃环境下,共轭缓冲液、工作共轭液和样本缓冲液可保存 4 周,稀释过的洗涤液可在 1 周内使用。稀释过的标准血浆和质控血浆在 15～25 ℃下,可放置 8 小时。工作底物液须避光保存,且应在 1 小时内使用。共轭缓冲液、标准血浆、质控血浆和样本缓冲液在－20 ℃可保存 3 个月。剩余的工作底物液应在配置后 30 分钟内冻存,2 周内使用。血浆样本采集不当可影响检测结果,溶血、脂血、含类风湿因子的血浆样本不可使用。

(3)临床意义:血浆 TAT 含量增高,见于血栓形成前期和血栓性疾病,如 DIC、深静脉血栓形成、急性心肌梗死、白血病、肝病等。脑血栓在急性期 TAT 可较正常值升高 5～10 倍,DIC 时 TAT 升高的阳性率达 95%～98%。

二、病理性抗凝物质检测

(一)复钙交叉试验(cross recalcification test,CRT)

1.原理

血浆复钙时间延长可能是由于凝血因子缺乏或血液中存在抗凝物质所致。延长的复钙时间如能被 1/10 量正常血浆纠正,则提示受检血浆中缺乏凝血因子;如果不被纠正,则提示受检血浆中存在抗凝物质。

2.参考区间

若受检血浆与 1/10 量正常血浆混合,血浆复钙时间不在正常范围内(2.2～3.8 分钟),则认为受检血浆中存在异常抗凝物质。

3.临床应用

本试验可区别血浆复钙时间延长的原因,除可鉴别有无血液循环抗凝物质外,还可筛选内源性凝血系统的功能异常,但由于其敏感性不如 APTT,同时受血小板数量和功能的影响,目前主要用来筛检病理性抗凝物质增多。另外,复钙交叉试验对受检血浆中低浓度的肝素及类肝素物质不敏感,必要时可考虑做肝素定量试验。

血浆中存在异常的抗凝物质,见于反复输血的血友病患者、肝病患者、系统性红斑狼疮、类风湿关节炎及胰腺疾病等。

抽血应顺利,不应有溶血及凝血;取血后应立即检测,血浆在室温中放置不超过2小时。

(二)血浆肝素水平测定

1.原理

发色底物法:AT是血浆中以丝氨酸蛋白酶为活性中心凝血因子(凝血酶、FⅩa等)的抑制物,在正常情况下,AT的抑制作用较慢,而肝素可与AT结合成1:1的复合物,使AT的精氨酸反应中心暴露,此反应中心与凝血酶、FⅩa的丝氨酸活性部位相作用,从而使激活的因子灭活,这样AT的抑制作用会大大增强。低分子量肝素(LMWH)对FⅩa和AT间反应的催化作用较其对凝血酶和AT间反应的催化更容易,而标准肝素对两者的催化作用相同。在AT和FⅩa均过量的反应中,肝素对FⅩa的抑制速率直接与其浓度成正比,用特异性FⅩa发色底物法检测剩余FⅩa的活性,发色强度与肝素浓度成负相关。

2.参考区间

本法检测肝素的范围是0～800 U/L,正常人的血浆肝素为0 U/L。

3.临床应用

在用肝素防治血栓性疾病以及血液透析、体外循环的过程中,可用本试验对肝素的合理用量进行检测。在过敏性休克、严重肝病或DIC、肝叶切除或肝移植等患者的血浆中,肝素亦增多。另需注意:①采血与离心必须细心,以避免血小板激活,导致血小板第4因子(PF_4)释放,后者可抑制肝素活力;②反应中温育时间和温度均应严格要求,否则将影响检测结果;③严重黄疸患者检测中应设自身对照;④制作标准曲线的肝素制剂应与患者使用的一致。

(三)凝血酶时间及其纠正试验

1.凝血酶时间(thrombin time,TT)检测

(1)原理:受检血浆中加入"标准化"的凝血酶溶液后,测定开始出现纤维蛋白丝所需要的时间为TT。

(2)参考区间:10～18秒(手工法和仪器法有很大不同,凝血酶浓度不同差异更大),各实验室应建立适合自己的参考区间。

(3)临床应用:TT是凝血酶使纤维蛋白原转变为纤维蛋白所需要的时间,它反映了血浆中是否含有足够量的纤维蛋白原以及纤维蛋白原的结构是否符合

人体的正常生理凝血要求。在使用链激酶、尿激酶进行溶栓治疗时,可用 TT 作为监护指标,以控制在正常值的 3～5 倍。

凝血酶时间延长:即受检 TT 值延长超过正常对照 3 秒以上,以 DIC 时纤维蛋白原消耗为多见,也有部分属于先天性低(无)纤维蛋白原血症、原发性纤溶及肝脏病变,也可见于肝素增多或类肝素抗凝物质增多及 FDP 增多。

凝血酶时间缩短:主要见于某些异常蛋白血症或巨球蛋白血症时,此外,较多的是技术原因,如标本在 4 ℃环境中放置过久,组织液混入血浆等。另外,血浆在室温下放置不得超过 3 小时;不宜用 EDTA 和肝素作抗凝剂;凝血酶时间的终点,若用手工法,以出现浑浊的初期凝固为准。

2.凝血酶时间纠正试验(甲苯胺蓝纠正试验)

(1)原理:甲苯胺蓝可纠正肝素的抗凝作用,在凝血酶时间延长的受检血浆中加入少量的甲苯胺蓝,若延长的凝血酶时间恢复正常或明显缩短,则表示受检血浆中肝素或类肝素样物质增多,否则为其他类抗凝物质或者是纤维蛋白原缺陷。

(2)参考区间:在 TT 延长的受检血浆中,加入甲苯胺蓝后 TT 明显缩短,两者相差 5 秒以上,提示受检血浆中肝素或类肝素样物质增多,否则提示 TT 延长不是由于肝素类物质所致。

(3)临床应用:单纯的甲苯胺蓝纠正试验有时对肝素类物质不一定敏感,而众多的肝素类物质增多的病理状态,往往伴有高水平的 FDP、异常纤维蛋白原增多等情况,因此,最好与正常血浆、鱼精蛋白等纠正物同时检测。

血中类肝素物质增多,多见于过敏性休克、严重肝病、肝叶切除、肝移植、DIC,也可见于使用氮芥以及放疗后的患者。

凝血酶溶液在每次操作时都需要作校正实验,使正常血浆的 TT 值在 16～18 秒。

(四)凝血因子Ⅷ抑制物测定

1.原理

受检血浆与一定量正常人新鲜血浆混合,在 37 ℃温育一定时间后,测定混合血浆的Ⅷ因子活性,若受检血浆中存在Ⅷ因子抑制物,则混合血浆的Ⅷ因子活性会降低,以 Bethesda 单位来计算抑制物的含量,1 个 Bethesda 单位相当于灭活50％因子Ⅷ活性。

2.参考区间

正常人无因子Ⅷ抑制物,剩余因子Ⅷ:C 为 100％。

3.临床应用

Bethesda法不仅可用于因子Ⅷ抑制物检测,还可用于其他因子(Ⅸ、Ⅹ、Ⅺ)抑制物的检测。本法对同种免疫引起的因子抑制物测定较为敏感,对自身免疫、药物免疫、肿瘤免疫和自发性凝血因子抑制物则不敏感。Ⅷ因子抑制物的确定,最终需要进行狼疮样抗凝物质的检测进行排除。

血浆因子Ⅷ抑制物的出现常见于反复输血或接受抗血友病球蛋白治疗的血友病A患者,也可见于某些免疫性疾病和妊娠期的妇女。

三、纤维蛋白溶解活性检测

(一)组织纤溶酶原激活物活性及抗原测定

1.组织纤溶酶原激活物活性(t-PA：A)检测

(1)原理(发色底物法):在组织型纤溶酶原激活物(t-PA)和共价物作用下,纤溶酶原转变为纤溶酶,后者使发色S-2251释放出发色基团PNA,显色的深浅与t-PA：A呈正比关系。

(2)参考区间:300~600 U/L。

2.组织纤溶酶原激活物抗原(t-PA：Ag)检测

(1)原理(酶联免疫吸附法):将纯化的t-PA单克隆抗体包被在固相载体上温育,然后加含有抗原的标本,标本中的t-PA抗原与固相载体上的抗体形成复合物,此复合物与辣根过氧化物酶标记的t-PA单克隆抗体起抗原抗体结合反应,形成双抗体夹心免疫复合物,后者可使邻苯二胺基质液呈棕色反应,其反应颜色深浅与标本中的t-PA含量呈正比关系。

(2)参考区间:1~12 μg/L。

(3)临床应用:①t-PA抗原或活性增高表明纤溶活性亢进,见于原发及继发性纤溶症,如DIC,也见于应用纤溶酶原激活物类药物;②t-PA抗原或活性减低表示纤溶活性减弱,见于高凝状态和血栓性疾病。

(二)纤溶酶原活化抑制物活性及抗原测定

1.血浆纤溶酶原活化抑制物活性(PAI：A)检测

(1)原理(发色底物法):过量的纤溶酶原激活物(t-PA)和纤溶酶原加入待测血浆中,部分t-PA与血浆中的PAI作用形成无活性的复合物,剩余的t-PA作用于纤溶酶原,使其转化为纤溶酶,后者水解发色底物S-2251,释放出对硝基苯胺(PNA),显色强度与PAI活性呈负相关。

(2)参考区间:100~1 000 U/L。

(3)临床应用:目前,PAI的检测主要是为观察PAI与t-PA的比例以及了解机体的潜在纤溶活性。因此,PAI与t-PA应同时检测,单纯检测PAI,不管是抗原含量还是活性,意义都不大。①增高:见于高凝状态和血栓性疾病;②减低:见于原发性和继发性纤溶。

2.血浆纤溶酶原活化抑制物抗原(PAI:Ag)检测

(1)原理:①酶联免疫吸附法:双抗体夹心法同t-PA:Ag检测;②SDS-PAGE凝胶密度法:受检血浆中加入过量纤溶酶原激活物(PA)与血浆中PAI形成PA-PAI复合物,然后将作用后的血浆于SDS凝胶平板上电泳,同时用已知标准品进行对照,确定复合物的电泳位置,电泳完毕后染色,再置于自动凝胶板密度扫描仪上扫描,可得知样品中PAI含量。

(2)参考区间:酶联免疫吸附法4～43 g/L;SDS-PAGE凝胶密度法<100 U/L。

(3)临床应用:同PAI活性测定。酶联免疫吸附法应采用缺乏血小板血浆标本,否则将影响检测结果。SDS-PAGE凝胶密度法试剂中丙烯酰胺、双丙酰胺、TEMED是有毒物质,操作中应注意避免与皮肤接触。

(三)血浆纤溶酶原活性及抗原测定

1.血浆纤溶酶原活性(PLG:A)检测

(1)原理(发色底物法):纤溶酶原在链激酶或尿激酶作用下转变为纤溶酶,纤溶酶作用于发色底物S-2251,释放出对硝基苯胺(PNA)而显色。颜色深浅与纤溶酶活性呈正相关。

(2)参考区间:85.55%±27.83%。

(3)临床应用:PLG测定可替代早先的优球蛋白溶解时间测定和染色法进行的纤溶酶活性测定,尤其是PLG活性测定,在单独选用时较为可靠。在溶栓治疗时,因使用的链激酶类不同,在治疗开始阶段PLG含量和活性的下降,不一定是纤溶活性增高的标志,应同时进行FDP的测定,以了解机体内真正的纤溶状态。先天性纤溶酶原缺乏症必须强调抗原活性和含量同时检测,以了解是否存在交叉反应物质。①增高:表示其激活物的活性(纤溶活性)减低,见于血栓前状态和血栓性疾病;②减低:表示纤溶活性增高,常见于原发性纤溶症和DIC外,还见于前置胎盘、胎盘早剥、肿瘤扩散、严重感染、大手术后、重症肝炎、肝硬化、肝移植、门静脉高压、肝切除等获得性纤溶酶原缺乏症;③PLG缺陷症可分为交叉反应物质阳性(CRM+)型(PLG:Ag正常和PLG:A减低)和CRM-型(PLG:Ag和PLG:A均减低)。

2.血浆纤溶酶原抗原(PLG:Ag)检测

(1)原理(酶联免疫吸附法):将纯化的兔抗人纤溶酶原抗体包被在酶标反应板上,加入受检血浆,血浆中的纤溶酶原(抗原)与包被在反应板上的抗体结合,然后加入酶标记的兔抗人纤溶酶原抗体,酶标抗体与结合在反应板上的纤溶酶原结合,最后加入底物显色,显色的深浅与受检血浆中纤溶酶原的含量呈正相关。根据受检者测得的 A 值,从标准曲线计算标本中 PLG 的抗原含量。

(2)参考区间:(0.22±0.03)g/L。

(3)临床应用:同纤溶酶原活性测定。

四、纤维蛋白降解产物检测

(一)血浆鱼精蛋白副凝固试验

1.原理

在凝血酶的作用下,纤维蛋白原释放出肽 A、B 后转变为纤维蛋白单体(FM),纤维蛋白在纤溶酶降解的作用下产生纤维蛋白降解产物(FDP),FM 与FDP 形成可溶性复合物,鱼精蛋白可使该复合物中 FM 游离,后者又自行聚合呈肉眼可见的纤维状、絮状或胶冻状,反映 FDP 尤其是碎片 X 的存在。

2.参考区间

正常人为阴性。

3.临床应用

(1)阳性:DIC 的早期或中期。本试验假阳性常见于大出血(创伤、手术、咯血、呕血)和样品置冰箱等。

(2)阴性:正常人、DIC 晚期和原发性纤溶症。

(二)纤维蛋白(原)降解产物测定

1.原理

胶乳凝集法:用抗纤维蛋白(原)降解产物(FDP)抗体包被的胶乳颗粒与FDP 形成肉眼可见的凝集物。

2.参考区间

小于 5 mg/L。

3.临床应用

(1)原发性纤溶亢进时,FDP 含量可明显升高。

(2)高凝状态、DIC、器官移植的排异反应、妊娠期高血压疾病、恶性肿瘤,以及心、肝、肾疾病和静脉血栓、溶栓治疗等所致的继发性纤溶亢进时,FDP 含量升高。

另外,试剂应储存于 2～8 ℃,用前取出置于室温中;包被抗体的乳胶悬液,每次用前需充分混悬状态;待测血浆用 0.109 mol/L 枸橼酸钠抗凝,每分钟 3 000 转离心 15 分钟。当类风湿因子强阳性存在时,可产生假阳性反应。样本保存时间为 20 ℃ 24 小时,−20 ℃ 1 个月。

(三)D-二聚体定性及定量测定

1.原理

(1)定性测定(乳胶凝集法):抗 D-二聚体单克隆抗体包被在乳胶颗粒上,受检血浆若含有 D-二聚体,通过抗原-抗体反应,乳胶颗粒发生聚集,形成肉眼可见的粗大颗粒。

(2)定量测定(酶联免疫吸附法):一种单抗包被于聚苯乙烯塑料板上,另一种单抗标记辣根过氧化物酶。加入样品后在孔内形成特异抗体-抗原-抗体复合物,可使基质显色,显色深浅与标本中 D-二聚体含量成正比。

2.参考区间

定性:正常人阴性。定量:正常为 0～0.256 mg/L。

3.临床应用

(1)质量控制:定量试验需注意以下几点。①第一份样品与最后一份样品的加入时间相隔不宜超过 15 分钟,包括标准曲线在内不超过 20 分钟;②加标准品和待测样品温育 90 分钟后,第一次洗涤时,切勿使洗涤液漏出,以免孔与孔之间交叉污染而影响定量的准确性;③血浆样品,常温下保存 8 小时,4 ℃下 4 天,−20 ℃以下 1 个月,临用前 37 ℃水浴中快速复溶;④所用定量移液管必须精确;⑤操作过程中尽量少接触酶标板的底部,以免影响板的光洁度而给检测带来误差,读数前用软纸轻轻擦去底部可能附着的水珠或纸痕;⑥如样品 D-二聚体含量超过标准品上限值,则将样品作适当稀释后再检测,含量则需再乘稀释倍数。

(2)临床意义:①D-二聚体是交联纤维蛋白降解中的一个特征性产物,在深静脉血栓、DIC、心肌梗死、重症肝炎、肺栓塞等疾病中升高,也可作为溶栓治疗有效的观察指标;②凡有血块形成的出血,D-二聚体均呈阳性或升高,该试验敏感度高,但缺乏特异性,陈旧性血栓患者 D-二聚体并不高;③大量循证医学证据表明,D-二聚体阴性是排除深静脉血栓(DVT)和肺栓塞(PE)的重要试验。

(四)纤维蛋白单体(TM)测定

1.原理

醛化或鞣酸化的"O"型人红细胞作为固相载体与特异性抗纤维蛋白单体IgG 结合,形成固相抗体,加入血浆后,与可溶性纤维蛋白单体发生抗原抗体反应,使红细胞发生凝聚,从而可间接测得血浆中存在的纤维蛋白单体的含量。

2.参考区间

红细胞凝聚为阳性反应,正常人为阴性。

3.临床应用

临床各种易诱发高凝状态的疾病都可能出现阳性结果,如败血症、感染性疾病(细菌与病毒感染)、休克、组织损伤、肿瘤、急性白血病、肝坏死、急性胰腺炎及妊娠期高血压疾病等。DIC 患者为强阳性反应。

第五章 血脂检验

第一节 胆固醇检验

一、概述

(一)生化特性及病理生理

胆固醇(CHO)是人体的主要固醇,是非饱和固醇,基本结构为环戊烷多氢体(甾体)。正常人体含胆固醇量约为 2 g/kg 体质量,外源性 CHO(约占 1/3)来自食物经小肠吸收,内源性 CHO(约占 2/3)由自体细胞合成。人体胆固醇除来自食物以外,90%的内源性胆固醇在肝内由乙酰辅酶 A 合成,且受食物中胆固醇多少的制约。CHO 是身体组织细胞的基本成分,除特殊情况外(如先天性β脂蛋白缺乏症等),人体不会缺乏 CHO。除脑组织外,所有组织都能合成CHO。在正常情况下,机体的 CHO 几乎全部由肝脏和远端小肠合成,因此临床和预防医学较少重视研究低胆固醇血症。一般情况下,血清 CHO 降低临床表现常不明显,但长期低 CHO 也是不正常的,能影响生理功能,如记忆力和反应能力降低等。

胆固醇的生理功能:主要用于合成细胞膜、类固醇激素和胆汁酸。

血浆胆固醇主要存在于低密度脂蛋白(LDL)中,其次存在于高密度脂蛋白(HDL)和极低密度脂蛋白(VLDL)中,而乳糜微粒(CM)中含量最少。胆固醇主要是以两种脂蛋白形式(LDL 和 HDL)进行转运的,它们在脂类疾病发病机制中作用相反。

个体内胆固醇平均变异系数(CV)为 8%。总胆固醇浓度提供一个基值,它提示是否应该进一步进行脂蛋白代谢的实验室检查。一般认为在胆固醇水平<4.1 mmol/L(160 mg/dL)时冠心病不太常见;同时将 5.2 mmol/L(200 mg/dL)作

为阈值,超过该值时冠心病发生的危险性首先适度地增加,当胆固醇水平高于
5.4 mmol/L(250 mg/dL)时其危险性将大大增加。Framingham 的研究结果表明,
与冠心病危险性相关的总胆固醇浓度其个体预期值则较低。总胆固醇浓度只有
在极值范围内才有预测意义,即<4.1 mmol/L(160 mg/dL)和>8.3 mmol/L
(320 mg/dL)。临床对高胆固醇血症极为重视,将其视为发生动脉粥样硬化最
重要的原因和危险因素之一。

(二)总胆固醇检测

1.测定方法

采用胆固醇氧化酶——过氧化物酶耦联的 CHOD-PAP 法。

(1)检测原理:胆固醇酯被胆固醇酯酶分解成游离胆固醇和脂肪酸。游离胆
固醇在胆固醇氧化酶的辅助下消耗氧,然后被氧化,导致 H_2O_2 增加。应用
Trinder 反应,即由酚和 4-氨基安替比林形成的过氧化物酶的催化剂形式的红色
染料,通过比色反应检验胆固醇浓度。

(2)稳定性:血浆或血清样本在 4 ℃时可保存 4 天。长期保存应置于−20 ℃。

2.参考范围

我国"血脂异常防治对策专题组"1997 年提出的《血脂异常防治建议》
规定:

理想范围<5.2 mmol/L,边缘性增高 5.23～5.69 mmol/L,增高>5.72 mmol/L。

美国胆固醇教育计划(NCEP)成人治疗组(ATP)1994 年提出的医学决定
水平:① 理想范围<5.1 mmol/L;② 边缘性增高:5.2～6.2 mmol/L;③ 增
高:>6.21 mmol/L。

据欧洲动脉粥样硬化协会的建议,血浆 CHO>5.2 mmol/L 时与冠心病发
生的危险性增高具有相关性。CHO 越高,这种危险增加的越大,它还可因其他
危险因素如抽烟、高血压等而增强。

3.检查指征

以下疾病应检测血清胆固醇:①动脉粥样硬化危险性的早期确诊;②使用降
脂药治疗后的监测反应;③高脂蛋白血症的分型和诊断。

二、血清胆固醇异常的常见原因

见表 5-1。

表 5-1 胆固醇增高与减低的常见原因

增高	减低
原发性	原发性
家族性高胆固醇血症[低密度脂蛋白受体(LDL-R)缺陷]	无 β 脂蛋白血症
	低 β 脂蛋白血症
混合性高脂蛋白血症	α 脂蛋白缺乏症
家族性Ⅲ型高脂蛋白血症	家族性卵磷脂-胆固醇酯酰基转移酶(LCAT)缺乏病
继发性	继发性
内分泌疾病	严重肝脏疾病
甲状腺功能减退	急性重型肝炎
糖尿病(尤其昏迷时)	肝硬化
库欣综合征	内分泌疾病
肝脏疾病	甲状腺功能亢进
阻塞性黄疸	艾迪生病
肝癌	严重营养不良
肾脏疾病	吸收不良综合征
肾病综合征	严重贫血
慢性肾炎肾病期	白血病
类脂性肾病	癌症晚期
药物性	
应用固醇类制剂	

三、临床思路

见图 5-1。

(一)除外非疾病因素

血清 CHO 水平受年龄、家族、民族、性别、遗传、饮食、工作性质、劳动方式、精神因素、饮酒、吸烟和职业的影响。

1.性别和年龄

血浆胆固醇水平,男性较女性高,两性的 CHO 水平都随年龄增加而上升,但 70 岁后下降,中青年女性低于男性。女性在绝经后 CHO 可升高,这与妇女绝经后雌激素减少有关。美国妇女绝经后,血浆 CHO 可增高大约 0.52 mmol/L(20 mg/dL)。

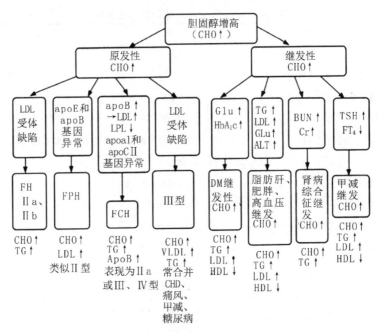

图 5-1　血清胆固醇分析临床思路图

2.妊娠

女性妊娠中、后期可见生理性升高,产后恢复原有水平。

3.体质量

有研究提示:血浆 CHO 增高可因体质量增加所致,并且证明肥胖是血浆 CHO 升高的一个重要因素。一般认为体质量增加,可使人体血浆 CHO 升高 0.65 mmol/L(25 mg/dL)。

4.运动

体力劳动较脑力劳动为低。血浆 CHO 高的人可通过体力劳动使其下降。

5.种族

白种人较黄种人高。正常水平较高的人群往往有家族倾向。

6.饮食

临界 CHO 升高的一个主要原因是较高的饱和脂肪酸的饮食摄入,一般认为,饱和脂肪酸摄入量占总热卡的 14%,可使血浆 CHO 增高大约 0.52 mmol/L(20 mg/dL),其中多数为 LDL-C。但是 CHO 含量不像 TG 易受短期食物中脂肪含量的影响而上升,一般讲,短期食用高胆固醇食物对血中 CHO 水平影响不大,但长期高 CHO、高饱和脂肪酸和高热量饮食习惯可使血浆 CHO 上升。素食者低于非素食者。

7.药物

应用某些药物可使血清胆固醇水平升高,如环孢霉素、糖皮质激素、苯妥英钠、阿司匹林、某些口服避孕药、β受体阻滞剂等。

8.血液的采集

静脉压迫3分钟可以使胆固醇值升高10%。在受试者站立体位测得的值相对于卧位也出现了相似的增加。在进行血浆检测时推荐使用肝素或EDTA作为抗凝剂。

9.干扰因素

血红素＞2 g/L和胆红素70% mol/L(42 mg/dL)时,会干扰全酶终点法测定。抗坏血酸和α-甲基多巴等类还原剂会引起胆固醇值假性降低,因为它们能和过氧化氢反应,阻断显色反应(即阻断偶联终点比色反应过程)。

(二)血清胆固醇病理性增高

临界高胆固醇血症的原因:除了其基础值偏高外,主要是饮食因素即高胆固醇和高饱和脂肪酸摄入以及热量过多引起的超重,其次包括年龄效应和女性的更年期影响。

轻度高胆固醇血症原因:轻度高胆固醇血症是指血浆胆固醇浓度为6.21～7.49 mmol/L(240～289 mg/dL),大多数轻度高胆固醇血症,可能是由于上述临界高胆固醇血症的原因所致,同时合并有基因的异常。已知有几种异常原因能引起轻度高胆固醇血症:①LDL-C清除低下和LDL-C输出增高;②LDL-C颗粒富含胆固醇酯,这种情况会伴有LDL-C与apoB比值(LDL-C/apoB)增高。

重度高胆固醇血症原因:重度高胆固醇血症原因是指CHO＞7.51 mmol/L(290 mg/dL)。许多重度高胆固醇血症是由于基因异常所致,绝大多数情况下,重度高胆固醇血症是下列多种因素共同所致:①LDL-C分解代谢减低,LDL-C产生增加;②LDL-apoB代谢缺陷,LDL-C颗粒富含胆固醇酯;③上述引起临界高胆固醇血症的原因。大多数重度高胆固醇血症很可能是多基因缺陷与环境因素相互作用所致。

1.成人胆固醇增高与冠心病

血清胆固醇的水平和发生心血管疾病危险性间的关系,在年轻男性和老年女性有相关性,女性出现冠心病的临床表现和由冠心病导致死亡的年龄一般比男性晚15年。因此,区分未绝经和已绝经的妇女尤为重要。对成人高脂血症的筛选是针对心血管危险因素的常规检查程序的一部分。

2.儿童期胆固醇增高与冠心病

成人血清胆固醇水平升高和冠心病死亡率增加间的密切关系已经明确,儿童时期还不确定,因为儿童期胆固醇增高不会维持到成人期,相反,儿童期的低水平到成人期以后可能变为较高的水平。

儿童期的研究有助于识别和治疗那些很有可能发展成为高脂血症和冠心病高危因素的人群。欧洲动脉粥样硬化协会提出了以下建议来识别儿童的脂质紊乱。

以下情况需测定血清胆固醇水平:①父母或近亲中有人60岁以前就患有心血管疾病的儿童和青少年;②父母中的一方有高胆固醇血症,胆固醇水平>7.8 mmol/L(300 mg/dL)的家族史的儿童,胆固醇水平>5.2 mmol/L(200 mg/dL),年龄在2～19岁的儿童和青少年则考虑为高水平且将来需要复查。

3.高胆固醇血症病理状态

高胆固醇血症有原发性与继发性两类。原发性见于家族性高胆固醇血症、多基因家族性高胆固醇血症、家族性apoB缺陷症、混合性高脂蛋白血症等基因遗传性疾病。继发性见于如动脉粥样硬化、冠心病、糖尿病、肾病综合征、甲状腺功能减退和阻塞性黄疸等疾病在病理改变过程中引发脂质代谢紊乱时所形成的异常脂蛋白血症。

(1)家族性高胆固醇血症:原发性高胆固醇血症主要见于家族性高胆固醇血症(FH)。家族性高胆固醇血症是单基因常染色体显性遗传性疾病,由于LDL-C受体先天缺陷造成体内LDL-C清除延缓而引起血浆胆固醇水平升高,患者常有肌腱黄色瘤。在心肌梗死存活的患者中占5%。家族性高胆固醇血症患者发生动脉粥样硬化的危险性与其血浆胆固醇水平升高的程度和时间有着密切关系。

家族性高胆固醇血症的临床特征可分为四方面:高胆固醇血症、黄色瘤及角膜环、早发的动脉粥样硬化和阳性家族史。①血浆胆固醇增高:高胆固醇血症是该病最突出的血液表现,即在婴幼儿时期即已明显。杂合子患者血浆胆固醇水平为正常人的2～3倍,多超过7.76 mmol/L(300 mg/dL);纯合子患者为正常人的4～6倍,多超过15.5 mmol/L(600 mg/dL)。血浆TG多正常,少数可有轻度升高。因此患者多属Ⅱa型高脂蛋白血症,少数可为Ⅱb型高脂蛋白血症。②黄色瘤和角膜环:黄色瘤是家族性高胆固醇血症常见而又重要的体征。依其好发部位、形态特征可分为腱黄瘤、扁平黄瘤和结节性黄瘤。其中以腱黄瘤对本病的诊断意义最大。杂合子型患者黄色瘤多在30岁以后出现,纯合子型患者常在出生后前4年出现,有的出生时就有黄色瘤。角膜环合并黄色瘤常明显提示本病的存在。③早发的动脉粥样硬化:由于血浆胆固醇异常升高,患者易早发动脉粥样硬化。杂合子型患者冠心病平均发病年龄提前10岁以上,纯合子型患者多在30岁前死于冠心病,文献报告曾有年仅18个月幼儿患心肌梗死的报告。④阳性家族史:家族性高胆固醇血症是单基因常染色体显性遗传性疾病。因此杂合子患者的父母至少有一个是该病的患者,而家族性高胆固醇血症仅占高胆固醇血症的大约1/20,并且不是所有的病例均有特征性的黄色瘤,故家系分析对该病的诊断是十分重要和必不可少的,对年轻的杂合子患者的诊断尤其是如此。

(2)多基因家族性高胆固醇血症:在临床上这类高胆固醇血症相对来说较为常见,其患病率可能是家族性高胆固醇血症的3倍。

该病是由多种基因异常所致,研究提示可能相关的异常基因包括apoE和apoB。更为重要的是这些异常基因与环境因素相互作用,引起血浆胆固醇(CHO)升高。环境因素中以饮食的影响最明显,经常进食高饱和脂肪酸、高CHO和高热量饮食者是血浆CHO升高的主要原因。由于是多基因缺陷所致,其遗传方式也较为复杂,有关的基因缺陷尚不清楚。这类患者的apoE基因型多为E4杂合子或E4纯合子。其主要的代谢缺陷是LDL-C过度产生或LDL-C降解障碍。多基因家族性高胆固醇血症的临床表现类似于Ⅱ型高脂蛋白血症,主要表现为:血浆胆固醇水平轻度升高,偶可中度升高。患者常无黄色瘤。

诊断:在家族调查中,发现有两名或两名以上的成员血浆胆固醇水平升高,而家庭成员中均无黄色瘤。

(3)家族性混合型高脂蛋白血症(FCH):为常染色体遗传,在60岁以下患有冠心病者中,这种类型的血脂异常最常见(占11.3%),在一般人群中FCH的发生率为1%～2%。另有研究表明,在40岁以上原因不明的缺血性脑卒中患者中,FCH为最多见的血脂异常类型。

有关FCH的发病机制尚不十分清楚,目前认为可能与以下几方面有关:①apoB产生过多,因而VLDL的合成是增加的,这可能是FCH的主要发病机制之一;②小而密颗粒的LDL-C增加,LDL-C颗粒中含apoB相对较多,因而产生小颗粒致密的LDL-C,这种LDL-C颗粒的大小是与空腹血浆TG浓度呈负相关,而与HDL-C水平呈正相关;③酯酶活性异常和脂质交换障碍,脂蛋白酯酶(LPL)是脂蛋白代谢过程中一个关键酶,LPL活性下降引起血浆VLDL清除延迟,导致餐后高脂血症;④apoAⅠ和apoCⅢ基因异常;⑤脂肪细胞脂解障碍。

临床表现与诊断:FCH 的血脂异常特点是血浆 CHO 和 TG 均有升高,其生化异常类似于Ⅱb 型高脂蛋白血症,临床上 FCH 患者很少见到各种类型的黄色瘤,但合并有早发性冠心病者却相当常见。FCH 的临床和生化特征及提示诊断要点如下:①第一代亲属中有多种类型高脂蛋白血症的患者;②早发性冠心病的阳性家族史;③血浆 TG、CHO 和 apoB 水平升高;④第一代亲属中无黄色瘤检出;⑤家族成员中 20 岁以下者无高脂血症患者;⑥表现为Ⅱa、Ⅱb、Ⅳ或Ⅴ型高脂蛋白血症;⑦LDL-C/apoB 比例降低。一般认为,只要存在第①、②和③点就足以诊断 FCH。

4.继发性高胆固醇血症

(1)血浆胆固醇增高与动脉粥样硬化:CHO 高者发生动脉硬化、冠心病的频率高,但冠心病患者并非都有 CHO 增高。高血压与动脉粥样硬化是两种不同、又可互为因果、相互促进的疾病,高血压病时,血浆 CHO 不一定升高,升高可能伴有动脉粥样硬化。因此,高胆固醇作为诊断指标来说,它不够特异,也不够敏感,只能作为一种危险因素。因此,血浆 CHO 测定最常用做动脉粥样硬化的预防、发病估计、疗效观察的参考指标。

(2)血浆胆固醇增高与糖尿病:胰岛素的生理功能是多方面的,它可以促进脂蛋白酯酶(LPL)的活性,抑制激素敏感脂肪酶的活性,此外,它还能促进肝脏极低密度脂蛋白胆固醇(VLDL)的合成与分泌,促进 LDL-C 受体介导的 LDL-C 降解等。由于胰岛素可通过多种方式和途径影响和调节脂质和脂蛋白代谢,据统计大约 40%的糖尿病患者并发有异常脂蛋白血症,其中 80%左右表现为高三酰甘油血症即Ⅳ型高脂蛋白血症。患者血脂的主要改变是 TG、CHO 和 LDL-C 的升高及 HDL-C 的降低,WHO 分型多为Ⅳ型,也可为Ⅱb 型,少数还可表现为Ⅰ或Ⅴ型。流行病学调查研究发现,糖尿病伴有继发性异常脂蛋白血症的患者比不并发的患者冠心病的发病率高 3 倍,因此有效地防治糖尿病并发异常脂蛋白血症是降低糖尿病并发冠心病的关键之一。值得注意的是,并非发生于糖尿病患者的异常脂蛋白血症均是继发性的,其中一部分可能是糖尿病并发原发性异常脂蛋白血症。单纯的血脂化验很难完成对两者的鉴别,主要的鉴别还是观察对糖尿病治疗的反应。

(3)血浆胆固醇增高与甲状腺功能减退:甲状腺素对脂类代谢的影响是多方面的,它既能促进脂类的合成,又能促进脂质的降解,但综合效果是对分解的作用强于对合成的作用。该病患者的血脂改变主要表现为 TG、CHO 和 LDL-C 水平的提高。血脂变化的严重程度主要与甲状腺素的缺乏程度平行、而不依赖于这种缺乏的病理原因。甲状腺素能激活胆固醇合成的限速酶——HMG-CoA 还原酶,也可促进 LDL 受体介导的 LDL-C 的降解,还能促进肝脏胆固醇向胆汁酸的转化。这些作用的综合是降解和转化强于合成,故甲亢患者多表现为 CHO 和 LDL-C 降低,而甲状腺功能减退者表现为二者升高。

(4)血浆胆固醇增高与肾病综合征:肾病综合征患者血脂的主要改变为胆固醇和三酰甘油(TG)显著升高。血浆胆固醇与血浆清蛋白的浓度呈负相关。如果蛋白尿被纠正,肾病的高脂蛋白血症是可逆的。肾病综合征并发脂蛋白异常的机制尚不完全清楚,多数学者认为是由于肝脏在增加清蛋白合成的同时,也刺激了脂蛋白尤其是 VLDL 的合成。VLDL 是富含 TG 的脂蛋白,它又是 LDL-C 的前体,另一可能原因是 VLDL 和 LDL-C 降解减慢。由于 VLDL 和 LDL-C 合成增加,降解减慢,故表现为 CHO 和 TG 的明显升高。

(5)血浆胆固醇增高与肝脏疾病:肝脏是机体 LDL-C 受体最丰富的器官,也是机体合成胆固醇最主要的场所,它还能将胆固醇转化为胆汁酸。由于肝脏在脂质和脂蛋白的代谢中发挥有多方面的重要作用,因此许多肝病并发有异常脂蛋白血症。

(三)血浆胆固醇病理性降低

低胆固醇血症较高胆固醇血症为少,低胆固醇血症也有原发与继发,前者如家族性 α 和 β 脂蛋白缺乏症,后者如消耗性疾病、恶性肿瘤的晚期、甲状腺功能亢进、消化和吸收不良、严重肝损伤、巨幼红细胞性贫血等。低胆固醇血症易发生脑出血,可能易患癌症(未证实)。雌激素、甲状腺激素、钙通道阻滞剂等药物使血浆胆固醇降低。此外,女性月经期可降低。

第二节 三酰甘油检验

一、概述

(一)生化特征及病理生理

和胆固醇一样,由于三酰甘油(TG)低溶解度,它们和载脂蛋白结合在血浆中运送。富含三酰甘油的脂蛋白是乳糜微粒(来源于饮食的外源性三酰甘油)和极低密度脂蛋白（内源性三酰甘油）。

血浆 TG 来源有二：一为外源性 TG，来自食物；二是内源性 TG，是在肝脏和脂肪等组织中合成。主要途径有：①摄入的高热量食物中的葡萄糖代谢提供多余的甘油和脂肪酸，身体将其以脂肪形式贮存；②外源性 TG 超过机体能量需要，过剩的甘油和脂肪酸在组织（主要是脂肪组织）中再酯化为三酰甘油。肝脏合成 TG 的能力最强，但不能贮存脂肪，合成的 TG 与 apoB-100、apoC 等以及磷脂、胆固醇结合为 VLDL，由细胞分泌入血而至其他组织。如有营养不良、中毒、缺乏必需脂肪酸、胆碱与蛋白时，肝脏合成的 TG 不能组成 VLDL，而聚集在胞质，形成脂肪肝。

三酰甘油是一种冠心病危险因素，当 TG 升高时，应该给予饮食控制或药物治疗。另一方面，TG 具有促血栓形成作用和抑制纤维蛋白溶解系统，TG 的促凝作用使体内血液凝固性增加与冠心病（CHD）的发生有一定的关系，TG 可能通过影响血液凝固性而成为 CHD 的危险因素。

血浆 TG 升高一般没有 CHO 升高那么重要，对于 TG 是否是 CHD 的危险因子还有不同意见，TG 浓度和 HDL-C 浓度关系呈负相关。其显著增加（11.3 mmol/L）时易发生间歇性腹痛，皮肤脂质沉积和胰腺炎。大多数 TG 增高是由饮食引起。许多器官的疾病如肝病、肾脏病变、甲状腺功能减退、胰腺炎可并发继发性高三酰甘油血症。

(二)三酰甘油的检测

1.测定方法

TG 测定方法主要分化学法和酶法两大类，目前酶法测定为推荐方法。

TG 酶法的测定原理：TG 的测定首先用酯酶将 TG 水解为脂肪酸和甘油，再用甘油激酶催化甘油磷酸化为甘油-3-磷酸，后者可耦联甘油磷酸氧化酶-过氧化物酶的 GPO-PAP 比色法或丙酮酸激酶-乳酸脱氢酶的动力学紫外测定法检测。

稳定性：血清置密闭瓶内 4～8 ℃可贮存一周，如加入抗生素和叠氮钠混合物保存，可存放1～2周，−20 ℃可稳定数月。脂血症血清浑浊时可用生理盐水稀释后测定。

2.参考范围

正常人 TG 水平受生活条件的影响，个体间 TG 水平差异比 CHO 大，呈明显正偏态分布。我国关于《血脂异常防治建议》中提出：理想范围≤1.7 mmol/L（150 mg/dL）；边缘增高1.7～2.25 mmol/L（150～200 mg/dL）；增高 2.26～

5.64 mmol/L(200～499 mg/dL);很高≥5.65 mmol/L(500 mg/dL)。

3.检查指征

(1)早期识别动脉粥样硬化的危险性和高脂蛋白血症的分类。

(2)对使用降脂药物治疗的监测。

二、引起 TG 病理性异常的常见疾病

(一)引起 TG 病理性增高的常见疾病

(1)饮食性:高脂肪高热量饮食、低脂肪高糖饮食、饮酒等。

(2)代谢异常:糖尿病、肥胖症、动脉粥样硬化、痛风等。

(3)家族性高三酰甘油血症。

(4)内分泌疾病:甲状腺功能减退症、库欣综合征、肢端肥大症等。

(5)肝胆道疾病:梗阻性黄疸、脂肪肝、Zieve 综合征。

(6)胰腺疾病:急性、慢性胰腺炎。

(7)肾疾病:肾病综合征。

(8)药物影响:ACTH、可的松、睾酮、利尿剂等。

(二)引起 TG 病理性降低的常见疾病

(1)内分泌疾病:甲状腺功能亢进症、艾迪生病、垂体功能减退症。

(2)肝、胆道疾病:重症肝实质性损害(肝硬化等)。

(3)肠疾病:吸收不良综合征。

(4)恶病质:晚期肿瘤、晚期肝硬化、慢性心功能不全终末期。

(5)先天性 β-脂蛋白缺乏症。

三、临床思路

见图 5-2。

(一)非疾病因素

健康人群 TG 水平受生活习惯、饮食条件、年龄等影响,TG 水平在个体内和个体间的波动均较大。

1.营养因素

许多营养因素均可引起血浆三酰甘油水平升高,大量摄入单糖亦可引起血浆三酰甘油水平升高,这可能与伴发的胰岛素抵抗有关;也可能是由于单糖可改变 VLDL 的结构,从而影响其清除速度。因我国人群的饮食脂肪量较西方国家为低,所以血清 TG 水平较欧美为低,与日本较接近。饭后血浆 TG 升高,并以

CM 的形式存在,可使血浆浑浊,甚至呈乳糜样,称为饮食性脂血。因此,TG 测定标本必须在空腹12～16 小时后静脉采集。进食高脂肪后,外源性 TG 可明显上升,一般在餐后 2～4 小时达高峰,8 小时后基本恢复至空腹水平,有的甚至在 2～3 天后仍有影响;进高糖和高热量饮食,因其可转化为 TG,也可使 TG 升高,故在检查时要排除饮食的干扰,一定要空腹采集标本。较久不进食者也可因体脂被动员而使内源性 TG 上升。

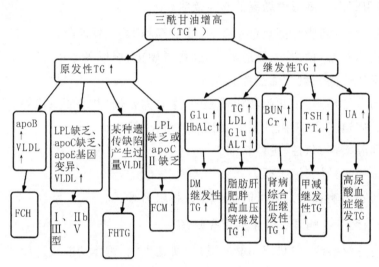

图 5-2　血清三酰甘油分析临床思路图

2.年龄与性别

儿童 TG 水平低于成人。30 岁以后,TG 可随年龄增长稍有上升。成年男性稍高于女性,60 岁以后可有下降,更年期后女性高于男性。

3.血液的采集

静脉压迫时间过长和将带有血凝块的血清保存时间太长都会造成 TG 升高。

4.干扰因素

血红蛋白＞120 g/L 时会刺激三酰甘油增高。抗坏血酸＞30 mg/L 和胆红素＞342 μmol/L(20 mg/dL)时会引起三酰甘油假性降低,因为它们能和过氧化氢反应,阻断显色反应。

5.药物

某些药物会导致某些个体的异常脂蛋白血症。如果怀疑有这些影响,应考虑暂时停止使用相关药物并且要监测它对脂类的作用。常见有 β 受体阻滞剂、利尿药、糖皮质激素及口服避孕药等可对异常脂蛋白血症形成影响。

6.酒精

过度饮酒是造成高三酰甘油血症的最常见的原因之一,常伴酒精性脂肪肝,均呈现Ⅳ型和Ⅴ型高脂蛋白血症,有时还并发胰腺炎和暴发性黄色瘤。在少数病例发生高脂血症的同时还伴发黄疸和溶血性贫血。即使是适度持续饮酒也会导致三酰甘油有明显升高,高三酰甘油血症的影响在Ⅳ型出现前最明显,且由于同时摄入了饮食中脂肪而进一步加重。肝脏中的乙醇代谢抑制了脂肪酸的氧化,还导致了三酰甘油合成中游离脂肪酸的有效利用。特异的病征是脂质和GGT同时升高。戒酒会造成三酰甘油快速下降。

7.生活方式

习惯于静坐的人血浆三酰甘油浓度比坚持体育锻炼者要高。无论是长期或短期体育锻炼均可降低血浆三酰甘油水平。锻炼尚可增高脂蛋白酯酶活性,升高 HDL 水平特别是 HDL2 的水平,并降低肝酯酶活性。长期坚持锻炼,还可使外源性三酰甘油从血浆中清除增加。

8.吸烟

吸烟可增加血浆三酰甘油水平。流行病学研究证实,与正常平均值相比较,吸烟可使血浆三酰甘油水平升高 9.1%。然而戒烟后多数人有暂时性体质量增加,这可能与脂肪组织中脂蛋白酯酶活性短暂上升有关,此时应注意控制体质量,以防体质量增加而造成三酰甘油浓度的升高。

(二)血清 TG 病理性增高

血浆中乳糜微粒(CM)的三酰甘油含量在 90%~95%,极低密度脂蛋白(VLDL)中三酰甘油含量也在 60%~65%,因而这两类脂蛋白统称为富含三酰甘油的脂蛋白。血浆三酰甘油浓度升高实际上是反映了 CM 和/或 VLDL 浓度升高。凡引起血浆中 CM 和/或 VLDL 升高的原因均可导致高三酰甘油血症。病理性因素所致的 TG 升高称为病理性高脂血症。通常将血脂 TG 高于 2.2 mmol/L(200 mg/dL)称为高脂血症,我国关于《血脂异常防治建议》中提出,TG 升高是指 TG 大于 1.65 mmol/L。研究证实:富含 TG 的脂蛋白系 CHD 独立的危险因素,TG 增高表明患者存在代谢综合征,需进行治疗。

高三酰甘油血症有原发性和继发性两类,前者多有遗传因素,包括家族性高三酰甘油血症与家族性混合型高脂蛋白血症等。继发性见于肾病综合征、甲状腺功能减退、失控的糖尿病。但往往不易分辨原发或继发。高血压、脑血管病、冠心病、糖尿病、肥胖与高脂蛋白血症等往往有家族性积聚现象。例如,糖尿病患者胰岛素抵抗和糖代谢异常,可继发 TG(或同时有胆固醇)升高,但也可能同时有糖尿病和高 TG 两种遗传因素。

1.原发性高三酰甘油血症

通常将高脂蛋白血症分为 Ⅰ、Ⅱa、Ⅱb、Ⅲ、Ⅳ、Ⅴ 六型,除 Ⅱa 型外,都有高 TG 血症。原发性高脂蛋白血症 Ⅰ 和 Ⅲ 型,TG 明显升高;原发性高脂蛋白血症 Ⅳ 和 Ⅴ 型,TG 中度升高。这些患者多有遗传因素。

(1)Ⅰ型高脂蛋白血症:是极为罕见的高乳糜微粒(CM)血症,为常染色体隐性遗传。正常人禁食12小时后,血浆中已几乎检测不到 CM。但是,当有脂蛋白酯酶和/或 apoCⅡ 缺陷时,将引起富含三酰甘油的脂蛋白分解代谢障碍,且主要以 CM 代谢为主,造成空腹血浆中出现 CM。

病因:①脂蛋白酯酶(LPL)缺乏,影响了外源性 TG 的分解代谢,血浆 TG 水平通常在11.3mmol/L(1 000 mg/dL)以上;由于绝大多数的 TG 都存在于 CM 中,因而血浆 VLDL 水平可正常或稍有增高,但是 LDL-C 和 HDL-C 水平是低下的;CM 中所含 CHO 很少,所以血浆 CHO 并不升高或偏低。②apoCⅡ 缺乏,apoCⅡ 是 LPL 的激活剂,LPL 在 TG 的分解代谢中起重要作用,需要 apoCⅡ 的同时存在。

临床特征:外源性脂蛋白代谢障碍,血浆中 CM 浓度显著升高。乳糜微粒(CM)血症患者常诉有腹痛发作,多在进食高脂或饱餐后发生。严重的高乳糜微粒(CM)血症时常伴有急性胰腺炎的反复发作。

(2)Ⅱb 型高脂蛋白血症:此型同时有 CHO 和 TG 增高,即混合型高脂蛋白血症。

(3)Ⅲ型高脂蛋白血症:亦称为家族性异常 β 脂蛋白血症,是由于 apoE 的基因变异,apoE 分型多为 E2/E2 纯合子,造成含 apoE 的脂蛋白如 CM、VLDL 和 LDL-C 与受体结合障碍,因而引起这些脂蛋白在血浆中聚积,使血浆 TG 和 CHO 水平明显升高,但无乳糜微粒血症。

(4)Ⅳ型高脂蛋白血症:此型只有 TG 增高,反映 VLDL 增高。但是 VLDL 很高时也会有 CHO 轻度升高,所以 Ⅳ 型与 Ⅱb 型有时难以区分,主要是根据 LDL-C 水平做出判断。家族性高 TG 血症属于 Ⅳ 型。

(5)Ⅴ型高脂蛋白血症:与 Ⅰ 型高脂蛋白血症相比较,TG 和 CHO 均升高,但以 TG 增高为主,Ⅰ 型高脂蛋白血症患者的空腹血浆中乳糜微粒升高的同时伴有 VLDL 浓度升高。鉴别 Ⅰ 型和 Ⅴ 型高脂蛋白血症很困难,最大的区别是 Ⅴ 型高脂蛋白血症发生年龄较晚,且伴有糖耐量异常。此型可发生在原有的家族性高 TG 血症或混合型高脂血症的基础上,继发因素有糖尿病、妊娠、肾病综合征、巨球蛋白血症等,易于引发胰腺炎。

(6)家族性高三酰甘油血症(FHTG):该病是常染色体显性遗传。原发性高三酰甘油血症是因过量产生 VLDL 引起。

原因:由于某种独特遗传缺陷,干扰体内 TG 的代谢。

临床表现:①FHTG 易发生出血性胰腺炎,这与血浆中乳糜微粒浓度有直接的关系,推测是由于乳糜微粒栓子急性阻塞了胰腺的微血管的血流所致。②FHTG 患者常同时合并有肥胖、高尿酸血症和糖耐量异常。③高 TG,若血浆三酰甘油浓度达到 11.3 mmol/L(1 000 mg/dL)或更高时,常可发现脾大,伴有巨噬细胞和肝细胞中脂肪堆积。④严重的高三酰甘油血症患者,空腹血浆中亦可存在乳糜微粒血症,而血浆 TG 浓度可高达 56 mmol/L(5 000 mg/dL);中度高三酰甘油血症患者合并糖尿病时,常引起血浆中 VLDL 明显增加,并会出现空腹乳糜微粒血症;轻到中度高三酰甘油血症患者常无特别的症状和体征。⑤在躯干和四肢近端的皮肤可出现疹状黄色瘤。

(7)家族性混合型高脂血症:这是一种最常见的高脂血症类型,主要表现为血浆胆固醇和三酰甘油浓度同时升高,其家族成员中常有多种不同的高脂蛋白血症表型存在。该症的主要生化特征是血浆 apoB 水平异常升高。

(8)HDL 缺乏综合征:见于一组疾病,如鱼眼病、apoA I 缺乏或 Tangier 病。大多数受累患者中,血浆三酰甘油仅轻度升高[2.26～4.52 mmol/L(200～400 mg/dL)],而血浆 HDL-C 浓度则显著降低。患者都有不同程度的角膜浑浊,其他临床表现包括黄色瘤(apoA I 缺乏症)、肾功能不全、贫血、肝脾大,神经病变。

(9)家族性脂质异常性高血压:这是近年来提出的一个新的综合病症,主要表现为过早发生家族性高血压、高血压伴富含三酰甘油的脂蛋白代谢异常。

(10)家族性脂蛋白酯酶缺乏病:家族性 LPL 缺乏病是一种较罕见的常染色体隐性遗传性疾病。儿童期间发病,显著的特征为空腹血存在明显的乳糜微粒,TG 极度升高,表现为 I 型高脂蛋白血症。临床特点为经常的腹痛和反复的胰腺炎发作,皮疹性黄色瘤及肝脾大等。特异性检查显示肝素后血 LPL 活性极度降低,不足正常人的 10%,而 apoC II 正常。

2.基因异常所致血浆 TG 水平升高

(1)CM 和 VLDL 装配的基因异常:人类血浆 apoB 包括两种,即 $apoB_{48}$ 和 $apoB_{100}$,这两种 apoB 异构蛋白是通过 apoB mRNA 的单一剪接机制合成。

apoB$_{100}$通过肝脏以 VLDL 形式分泌,而 apoB$_{48}$则在肠道中合成,并以 CM 的形式分泌。由于 apoB 在剪接过程中有基因缺陷,造成 CM 和 VLDL 的装配异常,由此而引起这两种脂蛋白的代谢异常,引起高 TG 血症。

(2)脂蛋白酯酶和 apoCⅡ基因异常:血浆 CM 和 VLDL 中的三酰甘油有效地水解需要脂蛋白酯酶(LPL)和它的复合因子 apoCⅡ参与。脂蛋白酯酶和 apoCⅡ的基因缺陷将导致三酰甘油水解障碍,因而引起严重的高三酰甘油血症。部分 apoCⅡ缺陷的患者可通过分析肝素化后脂蛋白酯酶活性来证实。

(3)apoE 基因异常:apoE 基因异常,可使含有 apoE 的脂蛋白代谢障碍,这主要是指 CM 和 VLDL。CM 的残粒是通过 apoE 与 LDL 受体相关蛋白结合而进行分解代谢,而 VLDL 则是通过 apoE 与 LDL 受体结合而进行代谢。apoE 基因有三个常见的等位基因即 E2、E3 和 E4。apoE2 是一种少见的变异,由于 E2 与上述两种受体的结合力都差,因而造成 CM 和 VLDL 残粒的分解代谢障碍。所以 apoE2 等位基因携带者血浆中 CM 和 VLDL 残粒浓度增加,因而常有高三酰甘油血症。

3.继发性高三酰甘油血症

许多代谢性疾病,某些疾病状态、激素和药物等都可引起高三酰甘油血症,这种情况一般称为继发性高三酰甘油血症。继发性高 TG 血症见于肾病综合征、甲状腺功能减退、失控的糖尿病、饥饿等。

(1)高三酰甘油血症与糖尿病:糖尿病患者胰岛素抵抗和糖代谢异常,可继发 TG(或同时有胆固醇)升高,这主要决定于血糖控制情况。由于病程及胰岛素缺乏程度不同,有较多的研究观察到高 TG 血症与胰岛素抵抗(IR)综合征之间存在非常密切的关系。青少年的 1 型糖尿病、重度胰岛素缺乏常伴有显著的高 TG 血症,这是由于胰岛素不足和来自脂肪组织的脂肪酸增加引起脂蛋白酯酶(LPL)缺乏,使 CM 在血浆中聚积的结果。这促进了 TG 的合成。HDL-C 通常降低,LDL-C 升高。胰岛素治疗后很快回复到正常水平。在 2 型糖尿病患者(T_2DM)的高胰岛素血症常引起内源性胰岛素过度分泌以补偿原有的胰岛素抵抗,大多数胰岛素抵抗综合征患者合并 TG 水平升高。同样部分高 TG 血症患者同时有肥胖及血浆胰岛素水平升高,更重要的是,胰岛素抵抗综合征也可引起 LDL-C 结构异常,若与高 TG 血症同时存在时,具有很强的致动脉粥样硬化作用。2 型糖尿病时 TG 和 VLDL(50%～100%)会出现中度增高,特别在肥胖患者尤为明显,可能是由于 VLDL 和 apoB$_{100}$合成的多,血浆 LDL-C 水平通常正常,但 LDL-C 富含三酰甘油。HDL-C 通常会减少且富含三酰甘油。

(2)高三酰甘油血症与冠心病:冠心病患者血浆 TG 偏高者比一般人群多见,但这种患者 LDL-C 偏高与 HDL-C 偏低也多见,一般认为单独的高三酰甘油血症不是冠心病的独立危险因素,只有伴以高胆固醇、高 LDL-C、低 HDL-C 等情况时,才有意义。

(3)高三酰甘油血症与肥胖:在肥胖患者中,由于肝脏过量合成 apoB,因而使 VLDL 的产生明显增加。此外,肥胖常与其他代谢性疾病共存,如肥胖常伴有高三酰甘油血症,葡萄糖耐量受损,胰岛素抵抗和血管疾病,这些和 2 型糖尿病类似。腹部肥胖者比臀部肥胖者 TG 升高更为明显。

(4)高三酰甘油血症与肾脏疾病:高脂血症是肾病综合征主要临床特征之一。肾脏疾病时的血脂异常发生机制,主要是因 VLDL 和 LDL-C 合成增加,但也有人认为可能与这些脂蛋白分解代谢减慢有关。低清蛋白血症的其他原因也会产生相同的结果。中度病例通常会出现低水平的高胆固醇血症(Ⅱa 型),严重病例会出现高三酰甘油血症(Ⅱb 型)。如果蛋白尿被纠正,肾病的高脂蛋白血症是可逆的。

高脂蛋白血症在慢性肾衰竭包括血液透析中常见,但和肾病综合征不同的是,它以高三酰甘油血症为主。其原因是脂肪分解障碍,推测可能是由于尿毒症患者血浆中的脂蛋白酯酶被一种仍然未知的因子所抑制,血液透析后患者会表现出 CM 浓度升高和 HDL-C 水平下降。接受过慢性流动腹膜透析(CAPD)治疗的患者也常出现高脂蛋白血症。肾移植以后接受血液透析更容易出现 LDL-C 和 VLDL 的升高。此时免疫抑制药物起主要作用。

(5)高三酰甘油血症与甲状腺功能减退症:此症常合并有血浆 TG 浓度升高,这主要是因为肝脏三酰甘油酶减少而使 VLDL 清除延缓所致。

(6)高三酰甘油血症与高尿酸血症:大约有 80% 的痛风患者有高 TG 血症,反之,高 TG 血症患者也有高尿酸血症。这种关系也受环境因素影响,如过量摄入单糖、大量饮酒和使用噻嗪类药物。

(7)异型蛋白血症:这种情况可见于系统性红斑狼疮或多发性骨髓瘤的患者,由于异型蛋白抑制血浆中 CM 和 VLDL 的清除,因而引起高三酰甘油血症。

4.TG 的病理性降低

低 TG 血症是指 TG 低于 0.55 mmol/L(50 mg/dL)。见于遗传性原发性无或低 β 脂蛋白血症;继发性 TG 降低常见于代谢异常、吸收不良综合征、慢性消耗、严重肝病、甲状腺功能亢进、恶性肿瘤晚期和肝素应用等。

第三节　高密度脂蛋白检验

一、概述

(一)生化特征和病理生理

高密度脂蛋白胆固醇(HDL-C)是血清中颗粒最小、密度最大的一组脂蛋白。HDL-C 的主要蛋白质是 apoAI。血清总胆固醇中大约有 25% 是以 HDL-C 的形式运送的。

HDL-C 的合成有三条途径:①直接由肝和小肠合成,由小肠合成分泌的HDL-C 颗粒中主要含apoAⅠ,而肝脏合成分泌的 HDL-C 颗粒则主要含 apoE;②由富含三酰甘油脂蛋白、乳糜微粒和 VLDL 发生脂溶分解时衍生而来;③周围淋巴中亦存在磷脂双层结构,可能是细胞膜分解衍生而来。

HDL-C 生理功能:HDL-C 是把外周组织过剩的胆固醇重新运回肝脏,或者将其转移到其他脂蛋白,如乳糜微粒、VLDL 残粒上,然后这些物质又被肝摄取,进行代谢,因此称为胆固醇的逆向转运。在肝内,胆固醇或者是直接分泌入胆汁,变成胆汁酸,或者在合成脂蛋白时又被利用。HDL-C 可以促进和加速胆固醇从细胞和血管壁的清除以及将它们运送到肝脏。因此,它们的功能在很多方面和 LDL-C 相反。一般认为 HDL-C 有抗动脉粥样硬化(AS)形成作用。除上述功能外,HDL-C 的重要功能还包括作为 apoC 和 apoE 的储存库。它们的apoC 和 apoE 不断地穿梭于 CM、VLDL 和 HDL-C 之间。如前所述,这不仅对CM 和 VLDL 的三酰甘油水解,而且对这些脂蛋白的代谢,特别是为肝细胞结合和摄取都发挥重要作用。

(二)HDL-C 的检测

近年来关于 HDL-C 测定的方法进展很快,从各种沉淀法已发展到化学修饰、酶修饰、抗体封闭、化学清除等多种方法,目前主要测定方法为匀相测定法。使测定胆固醇的酶只和 HDL-C 反应。使 HDL-C 测定更加方便准确。

1.测定方法——匀相测定法

(1)HDL-C 测定反应原理:①PEG 修饰酶法(PEG 法);②选择性抑制法(SPD 法);③抗体法(AB 法);④过氧化氢酶法(CAT 法)。

基本原理如下：首先向标本中加入表面活性剂将非 HDL-C 的脂蛋白结构破坏，使其中所含 CHO 与相应的酶反应而消耗，其后加入第二试剂，试剂中的表面活性剂破坏留下的 HDL-C 结构，使其中 CHO 得以和酶及显色剂反应而测得 HDL-C。

（2）稳定性：在存储过程中，由于脂蛋白间的相互作用，血清和血浆中的 HDL-C 会发生改变。因此，血清标本在 2～8 ℃可稳定 3 天，－20 ℃可稳定数周，长期保存样本应放在－70 ℃贮存。

2.参考范围

我国《血脂异常防治建议》提出的判断标准：理想范围＞1.04 mmol/L（＞40 mg/dL）；降低≤0.91 mmol/L（≤35 mg/dL）。

美国胆固醇教育计划（NCEP），成人治疗组（ATP），1994 年提出的医学决定水平：HDL-C ＜1.03 mmol/L（40 mg/dL）为降低，CHD 危险增高；HDL-C ≥1.55 mmol/L（≥60 mg/dL）为负危险因素。

NCEP、ATPⅢ 将 HDL-C 从原来的≤0.91 mmol/L（≤35 mg/dL），提高到＜1.03 mmol/L（40 mg/dL），是为了让更多的人得到预防性治疗。

3.检查指征

（1）早期识别动脉粥样硬化的危险性（非致动脉粥样硬化胆固醇成分的检测）。

（2）使用降脂药治疗反应的监测（在使用降脂药治疗的过程中应避免 HDL-C 的下降）。

二、HDL-C 异常常见原因

见表 5-2。

表 5-2　HDL-C 减低和增高常见原因

HDL-C 减低	HDL-C 增高
遗传性	原发性
α-蛋白血症	CETP 缺乏症
LCAT 缺陷症	肝脂酶（HTGL）活性低下（角膜浑浊）
apoAⅠ异常	apoAⅠ合成亢进
家族性高胆固醇血症	HDL-C-R 异常
家族性混合型高脂血症	继发性
急性疾病	长期大量饮酒
急性心肌梗死	慢性肝炎

续表

HDL-C 减低	HDL-C 增高
手术	原发性胆汁性肝硬化
烧伤	CETP 活性增加
急性炎症	HTGL 活性降低
低脂肪高糖饮食	药物
吸烟	肾上腺皮质激素
雌激素减少	胰岛素
药物	烟酸及其诱导剂
β受体阻滞剂	雌激素
肥胖	还原酶阻断剂
运动不足	β羟β甲戊二酰辅酶 A(HMG-CoA)

三、临床思路

临床思路见图 5-3。

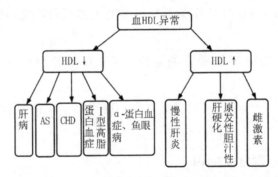

图 5-3　血清 HDL 分析临床思路

总胆固醇浓度超过 5.2 mmol/L(200 mg/dL)的边缘性增高值时,就必须同时进行 HDL-C 的浓度测定。冠心病的发病和 HDL-C 之间存在负相关。HDL-C ≤0.91 mmol/L(≤35 mg/dL)是 CHD 的危险因素,HDL-C≥1.55 mmol/L(≥60 mg/dL)被认为是负危险因素。HDL-C 降低多见于心、脑血管病、肝炎和肝硬化等患者。因此低 HDL-C 值便构成了一个独立的危险因素。

(一)非疾病因素

影响 HDL-C 水平的因素很多,主要有以下几个。

1.年龄

儿童时期,男、女 HDL-C 水平相同,青春期男性开始下降,至18～20 岁达最低点。

2.性别

冠心病发病率有性别差异,妇女在绝经期前冠心病的发病率明显低于同年龄组男性,绝经期后这种差别趋于消失。这是由于在雌激素的作用下,妇女比同年龄组男性有较高 HDL-C 的结果。随着雌激素水平的不断降低,男女 HDL-C 水平趋向一致,冠心病发病率的差异也就不复存在。

3.种族

黑种人比白种人高,中国人比美国人高。

4.饮食

高脂饮食可刺激肠道 apoA I 的合成,引起血浆 HDL-C 水平升高,尤其是饱和脂肪酸的摄入增加,可使 HDL-C 和 LDL-C 水平均升高,多不饱和脂肪酸(如油酸)并不降低 HDL-C 水平,却能使血浆 LDL-C 水平降低,故有益于减少 CHD 的危险。

5.肥胖

肥胖者,常有 HDL-C 降低,同时伴 TG 升高。体质量每增加 $1\ kg/m^2$,血浆 HDL-C 水平即可减少 $0.02\ mmol/L(0.8\ mg/dL)$。

6.饮酒与吸烟

多数资料表明:吸烟者比不吸烟者的血浆 HDL-C 浓度低 $0.08～0.13\ mmol/L(3～5\ mg/dL)$,即吸烟使 HDL-C 减低。适度饮酒使 HDL-C 和 apoA I 升高,与血浆 HDL-C 水平呈正相关,但取决于正常肝脏合成功能,长期饮酒损害肝脏功能,反而引起 HDL-C 水平下降。而少量长期饮酒因其血浆 HDL-C 和 apoA I 水平相对较高,所以患 CHD 的危险性低于不饮酒者。

7.运动

长期足够量的运动使 HDL-C 升高。

8.药物

降脂药中的普罗布考、β 受体阻滞剂(普萘洛尔)、噻嗪类利尿药等,使 HDL-C 降低。

9.外源性雌激素

文献报道:接受雌激素替代疗法的妇女患 CHD 的危险性明显降低,这部分与雌激素能改善血脂代谢紊乱有关。雌激素可刺激体内 apoA I 合成,使其合成增加 25%,分解代谢无变化。孕激素可部分抵消雌激素升高血浆 HDL-C 水平的作用。然而,长期单用雌激素却有可能增加子宫内膜癌和乳腺癌的危险性,因此绝经后雌/孕激素干预试验需权衡到最佳的雌/孕激素配方,以发挥最大保护作用。

(二)血清 HDL-C 病理性降低

1.HDL-C 与动脉粥样硬化

血浆 HDL-C 浓度每降低 1%,可使冠心病(CHD)发生的危险升高 2%~3%,血浆 HDL-C 水平每升高 0.03 mmol/L(1 mg/dL),患 CHD 的危险性即降低 2%~3%,这种关系尤以女性为明显。绝经前女性 HDL-C 水平较高,与男性及绝经后女性相比 CHD 患病率低。

2.HDL-C 与高脂蛋白血症

高脂蛋白血症时,HDL-C 有病理性降低。Ⅰ型高脂蛋白血症,血脂测定 LDL-C、HDL-C 均降低,CHO 多正常,TG 极度升高,可达 11.3~45.2 mmol/L(1 000~4 000 mg/dL)。

3.家族遗传性低 HDL-C

即家族性低 α-脂蛋白血症,临床很常见,系常染色体显性遗传,其主要特征为血浆 HDL-C 水平低下,通常还合并血浆 TG 升高。

4.肝脏疾病

近年来特别值得注意的是肝脏疾病中 HDL-C 的改变。连续监测急性肝炎患者血浆中 HDL-C 胆固醇的水平,发现 HDL-C 水平与病程有关:在发病的第一周末,HDL-C 水平极度降低,脂蛋白电泳几乎检不出 α 脂蛋白带,此后随着病程的发展 HDL-C 逐渐升高直至正常。在病毒性肝炎和肝硬化患者,HDL-C 的降低主要表现为 HDL_3 的降低,HDL-C 的变化较少,而且 HDL_3 越低,预后越差,因此 HDL_3 水平可作为一个评估某些肝脏疾病患者功能状态及转归预后的一项参考指标。

5.其他

HDL-C 降低还可见于急性感染、糖尿病、慢性肾衰竭、肾病综合征等。β受体阻滞剂、孕酮等药物也可导致 HDL-C 降低。

(三)血清 HDL-C 病理性增高

HDL-C 增加可见于慢性肝炎、原发性胆汁性肝硬化。有些药物如雌性激素、苯妥英钠、HMG-CoA 还原酶抑制剂、烟酸等可以使 HDL-C 升高。绝经的妇女常用雌激素做替代疗法有升高 HDL-C,降低 CHD 危险性的作用。

第四节　低密度脂蛋白检验

一、概述

(一)生化特性和病理生理

低密度脂蛋白(LDL)是富含胆固醇(CHO)的脂蛋白,其组成中45%为CHO,其蛋白成分为apoB-100。血浆中LDL来源有两个途径:一是由VLDL异化代谢转变;二是由肝脏合成、直接分泌入血。LDL是在血液中由VLDL经过中间密度胆固醇(IDL)转化而来的。

LDL的主要生理功能:将内源性CHO从肝脏运向周围组织细胞。在动脉内膜下沉积脂质,促进动脉粥样硬化形成。由于血浆中胆固醇大约75%以LDL的形式存在,所以可代表血浆胆固醇水平。

LDL组成发生变化,形成小而密的LDL(SLDL),易发生氧化修饰,形成氧化型LDL(ox LDLc)或称变性LDL。清道夫受体对ox LDL的摄取和降解速度比LDL快3~10倍,与ox LDL的结合不受细胞内CHO浓度的影响,只有使胆固醇浓度升高的单向调节,而没有下调作用,且随着ox LDL氧化修饰程度的升高,动脉内膜和内皮细胞对LDL的摄取和降解也升高,从而形成了大量的泡沫细胞,促进了动脉粥样硬化的发生。LDL经化学修饰(氧化或乙酰化)后,其中apo B-100变性,通过清道夫受体被巨噬细胞摄取,形成泡沫细胞停留在血管壁内,导致大量的胆固醇沉积,促使动脉壁形成粥样硬化斑块。

(二)LDL-C的检测

1.测定方法

匀相测定法:①增溶法(SOL);②表面活性剂法(SUR法);③保护法(PRO);④过氧化氢酶法(CAT法);⑤紫外法(CAL法)。

基本原理如下:首先向标本中加入表面活性剂将非LDL-C的脂蛋白结构破坏,使其中所含CHO与相应的酶反应而消耗,其后加入第二试剂,试剂中的表面活性剂破坏留下LDL-C结构,使其中CHO得以和酶及显色剂反应而测得LDL-C。

过去常通过弗里德瓦德公式计算法间接推算 LDL-C 的量。

$$LDL\text{-}C(mg/dL)=CHO-(HDL\text{-}C+TG/5)$$

$$LDL\text{-}C(mmol/L)=CHO-(HDL\text{-}C+TG/2.2)$$

按此公式计算求得 LDL-C 含量时,要求 CHO、HDL-C 和 TG 测定值必须准确,方法必须标准化,才能得到 LDL-C 的近似值;也有人在应用上述公式后再减去 Lp(a)中胆固醇值予以校正。弗里德瓦德公式只适用于 TG 小于 4.52 mmol/L 时。

稳定性:血清样本必须放在密闭容器中,在 2～4 ℃条件下可稳定 7 天。—70 ℃可稳定 30 天。

2.参考范围

LDL-C 水平随年龄增高而上升,青年与中年男性高于女性,更年期女性高于男性。中老年为 2.73～3.25 mmol/L(105～125 mg/dL)。

我国《血脂异常防治建议》提出的判断标准:理想范围<3.12 mmol/L(120 mg/dL);边缘升高3.15～3.61 mmol/L(121～139 mg/dL);升高>3.64 mmol/L(140 mg/dL)。

美国胆固醇教育计划(NCEP),成人治疗组第三次报告(ATPⅢ)提出的医学决定水平:理想水平<2.58 mmol/L(100 mg/dL);接近理想 2.58～3.33 mmol/L(100～129 mg/dL);边缘增高3.64～4.11 mmol/L(130～159 mg/dL);增高 4.13～4.88 mmol/L(160～189 mg/dL);很高≥4.91 mmol/L(≥190 mg/dL)。

3.检查指征

早期识别动脉粥样硬化的危险性,使用降脂药治疗过程中的监测反应。

二、LDL-C 升高常见原因

见表 5-3。

表 5-3 LDL-C 增高与降低常见原因

LDL-C 增高	LDL-C 降低
动脉粥样硬化	急性病(可下降 40%)
冠心病	无 β 脂蛋白血症
高脂蛋白血症	甲状腺功能亢进
甲状腺功能低下	消化吸收不良
肾病综合征	营养不良
梗阻性黄疸	肝硬化
慢性肾衰竭	急性肿瘤

三、临床思路

见图 5-4。

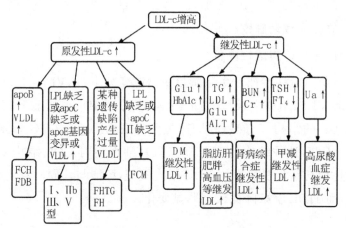

图 5-4　血清 LDL-C 测定临床思路图

(一)非疾病因素

1.饮食

高脂肪饮食会使血浆 LDL-C 增高,低脂肪饮食和运动可使其降低。

2.肥胖

肥胖者 LDL-C 常增高。

3.妊娠

妊娠早期开始缓慢升高,至妊娠后 3 个月时可高于基线的 50%,产后可恢复至原水平。

4.年龄与性别

成年人 LDL-C 逐渐升高,女性更年期后高于男性。

5.药物

如雄激素、β 受体阻滞剂、环孢霉素、糖皮质激素都可使 LDL-C 升高,而使用雌激素和甲状腺素可使 LDL-C 下降。

(二)血浆 LDL-C 病理性增高

LDL-C 是所有血浆脂蛋白中首要的致动脉粥样硬化(AS)脂蛋白。已经证明,粥样硬化斑块中的 CHO 来自血液循环中的 LDL-C。LDL-C 致 AS 作用与其本身的一些特点有关,即 LDL-C 相对较小,能很快穿过动脉内膜层,经过氧化或其他化学修饰后的 LDL-C,具有更强的致 AS 作用。由于小颗粒 LDL-C 易被氧化,所以比大颗粒 LDL-C 更具致 AS 作用。

血浆 LDL-C 升高的原因是来源增多或分解减少,血中 LDL-C 是 CHO 的主要携带者,升高主要反映 CHO 增加,血中 LDL-C 上升已成为动脉粥样硬化重要的危险因素,故称为致动脉粥样硬化因子。

(三)血浆 LDL-C 病理性降低

Ⅲ型高脂蛋白血症特征性血浆脂蛋白谱改变如下:①VLDL 水平显著升高,包括大颗粒的 VLDL1 和小颗粒 VLDL2 均升高;②IDL也明显升高;③LDL 水平降低,但 LDL 的结构却有某种异常,主要表现为 LDL 中 TG 含量相对较多,其颗粒较小。LDL 这种结构改变与高三酰甘油血症时 LDL 结构变化类似,所以有人认为Ⅲ型高脂蛋白血症的 LDL 结构改变,可能与其同时存在的高三酰甘油血症有关,而 HDL 水平降低或无明显变化。

第六章　蛋白质检验

第一节　血清总蛋白检验

一、双缩脲常规法

(一)原理

凡分子中含有两个氨基甲酰基($-CONH_2$)的化合物都能与碱性铜溶液作用,形成紫色复合物,这种反应称双缩脲反应。蛋白质分子中有许多肽键都能起此反应,而且各种血浆蛋白显色程度基本相同,因此,在严格控制条件下,双缩脲反应可作为血浆蛋白总量测定的理想方法,从测定的吸光度值计算出蛋白含量。

(二)试剂

1.6 mol/L 氢氧化钠

溶解 240 g 优质纯氢氧化钠于新鲜制备的蒸馏水或刚煮沸冷却的去离子水中,稀释至 1 L,置聚乙烯瓶内盖紧保存。

2.双缩脲试剂

称取未风化没有丢失结晶水的硫酸铜($CuSO_4 \cdot 5H_2O$)3 g,溶于 500 mL 新鲜制备的蒸馏水或刚煮沸冷却的去离子水中,加酒石酸钾钠 9 g,碘化钾 5 g,待完全溶解后,加入 6 mol/L 氢氧化钠100 mL,并用蒸馏水稀释至 1 L。置聚乙烯瓶内盖紧保存。

3.双缩脲空白试剂

溶解酒石酸钾钠 9 g,碘化钾 5 g,于新鲜制备的蒸馏水中。加6 mol/L氢氧化钠 100 mL,再加蒸馏水稀释至 1 L。

4.蛋白标准液

收集混合血清,用凯氏定氮法测定蛋白含量,亦可用定值参考血清或清蛋白标准血清。

(三)操作

见表6-1。

表 6-1　血清总蛋白测定(mL)

加入物	测定管	标准管	空白管
待测血清	0.1	—	—
蛋白标准	—	0.1	—
蒸馏水	—	—	0.1
双缩脲试剂	5.0	5.0	5.0

混匀,置 25 ℃水浴中 30 分钟(或 37 ℃ 10 分钟),在波长 540 nm 处,以空白调零,读取各管的吸光度。

高脂血症、高胆红素血症及溶血标本,应做"标本空白管",即血清 0.1 mL 加双缩脲空白试剂 5 mL,以测定管吸光度减去标本空白管吸光度为测定管的标准吸光度。

$$血清总蛋白(g/L) = \frac{测定管(或校正)吸光度}{标准管吸光度} \times 标准蛋白液浓度(g/L)$$

(四)参考值

健康成人走动后血清总蛋白浓度为 64～83 g/L,静卧时血清总蛋白浓度为 60～78 g/L。

(五)附注

(1)血清蛋白质的含量一般用 g/L 表示,因为各种蛋白质的分子量不同,不能用 mol/L 表示。

(2)酚酞、溴磺肽钠在碱性溶液中呈色,影响双缩脲测定的结果,右旋糖酐可使测定管浑浊影响结果,理论上这些干扰均可用相应的标本空白管来消除,但如标本空白管吸光度太高,可影响结果准确度。

(3)含脂类极多的血清,呈色后浑浊不清,可用乙醚 3 mL 抽提后再进行比色。

二、双缩脲比吸光度法

(一)原理

按照 Doumas 方法所规定的配方配制双缩脲试剂、在控制反应条件和校准分光光度计的情况下,双缩脲反应的呈色强度是稳定的,可以根据蛋白质双缩脲复合物的比吸光度,直接计算血清总蛋白质浓度。

(二)试剂

同双缩脲法。

(三)操作

(1)取试管 2 支,标明"测定管"及"试剂空白管",各管准确加入双缩脲试剂5.0 mL。

(2)于"测定管"中准确加 100 μL 血清,于"试剂空白管"中加入蒸馏水100 μL。

(3)另取第 3 支试管做"标本空白"管,加入双缩脲空白试剂5.0 mL及血清100 μL。

(4)各管立即充分混匀后,置(25±1)℃水浴中保温 30 分钟。

(5)用经过校准的高级分光光度计,在波长 540 nm、比色杯光径1.0 cm 处读取各管吸光度。读"测定管"及"试剂空白管"吸光度时,用蒸馏水调零点。读"标本空白管"吸光度时,用双缩脲空白试剂调零点。

(四)计算

校正吸光度(Ac)=A_t－(A_r＋A_s)式中,A_t 为测定管吸光度;A_r 为试剂空白管吸光度;A_s 为标本空白管吸光度。

如测定所用的分光光度计波长准确,带宽≤2 nm、比色杯光径准确为1.0 cm时,血清总蛋白含量可以根据比吸光度直接计算:

$$血清总蛋白(g/L) = \frac{Ac}{0.298} \times \frac{5.1}{0.1} = \frac{Ac}{0.298} \times 51$$

式中 0.298 为蛋白质双缩脲复合物的比吸光系数,是指按 Doumas 双缩脲试剂的标准配方,在上述规定的测定条件下,双缩脲反应溶液中蛋白质浓度为1.0 g/L时的吸光度。

检查比色杯的实际光径可按下述方法进行。

(1)每升含(NH_4)$_2$Co(SO_4)$_2$ · 6H_2O 43 g 的水溶液,在比色杯光径 1.0 cm、波长 510 nm 处,吸光度应为 0.556。

(2)每升含量重铬酸钾 0.050 g 的水溶液(溶液中含数滴浓硫酸)在比色杯光径 1.0 cm、波长 350 nm 处,吸光度应为 0.535。

(3)如测出的吸光度与上述不符,表示比色杯光径并非 1.0 cm,计算结果时需进行校正。校正系数 $F = A_s/A_m$，A_s 为钴盐的吸光度（0.556）或重铬酸钾的吸光度（0.535），A_m 为实测的吸光度。F 可取两个校正系数的均值，用下式计算蛋白的含量：

$$血清总蛋白(g/L) = \frac{Ac}{0.298} \times 51 \times F$$

三、临床意义

（一）血清总蛋白浓度增高

（1）血清中水分减少，而使总蛋白浓度相对增高。凡体内水分排出大于水分的摄入时，均可引起血液浓缩，尤其是急性失水时（如呕吐、腹泻、高热等）变化更为显著，血清总蛋白浓度有时可达 $100 \sim 150$ g/L。又如休克时，由于毛细血管通透性的变化，血液也可发生浓缩。慢性肾上腺皮质功能减退患者，由于钠的丢失而致继发性水分丢失，血浆也可出现浓缩现象。

（2）血清蛋白合成增加，大多数发生在多发性骨髓瘤患者，此时主要是球蛋白增加，其量可超过50 g/L，总蛋白可超过 100 g/L。

（二）血清总蛋白浓度降低

（1）合成障碍，主要为肝功能障碍。肝脏是合成蛋白质的唯一场所，肝功能严重损害时，蛋白质的合成减少，以清蛋白的下降最为显著。

（2）蛋白质丢失。如严重灼伤时，大量血浆渗出；或大出血时，大量血液的丢失；肾病综合征时，尿液中长期丢失蛋白质；溃疡性结肠炎可从粪便中长期丢失一定量的蛋白质，这些可使血清总蛋白浓度降低。

第二节　血清黏蛋白检验

血清黏蛋白占血清总蛋白量的 $1\% \sim 2\%$，是体内一种黏多糖与蛋白质分子结合成的耐热复合蛋白质，属于体内糖蛋白的一种，电泳时与 α 球蛋白一起泳动，主要存在于 $α_1$ 和 $α_2$ 球蛋白部分。其黏多糖往往是由氨基葡萄糖、氨基半乳糖、甘露糖、岩藻糖及涎酸等组成。黏蛋白成分复杂，分类和命名尚未一致。Meyer 将糖与蛋白质的复合物以氨基己糖的含量进行分类，氨基己糖含量 $>4\%$ 的称黏蛋白，$<4\%$ 的称糖蛋白。

黏蛋白不易发生热变性,也不易被通常的蛋白沉淀剂(如高氯酸、磺基水杨酸等)沉淀,但可被磷钨酸沉淀。临床检验中利用此特性将它与其他蛋白质分离后,再用蛋白试剂或糖试剂进行测定。目前测定黏蛋白的方法很多,其结果有以氨基己糖、己糖、酪氨酸及蛋白质四种类型的表示方法,无论以何种方式表示结果,均需说明所采用的方法及参考值。

一、原理

以 0.6 mmol/L 过氯酸沉淀血清中蛋白质时,黏蛋白不被沉淀,而存留在滤液中,再加磷钨酸使黏蛋白沉淀,然后以酚试剂沉淀其中蛋白质的含量。

二、试剂

(1)154 mmol/L 氯化钠溶液。

(2)1.8 mmol/L 过氯酸:取含量为 70%～72% 过氯酸 28 mL,加蒸馏水稀释至 200 mL,并标定之。

(3)17.74 mmol/L 磷钨酸溶液:称取磷钨酸 5 g 溶于 2 mmol/L 盐酸中,并加至 100 mL。

(4)酚试剂:于 1 500 mL 球形烧瓶中加入钨酸钠($Na_2MoO_4 \cdot 2H_2O$)25 g,水 700 mL,浓磷酸 50 mL,浓盐酸 100 mL,缓缓回流蒸馏 10 小时。取下冷凝管,加硫酸锂 75 g,蒸馏水 50 mL,并加溴水 2～3 滴,再煮沸 15 分钟,以除去多余的溴,冷却后稀释至 1 000 mL,制成的酚试剂应为鲜亮黄色,置棕色瓶保存,用前取出一部分,以等量蒸馏水稀释之。

(5)1.88 mmol/L 碳酸钠溶液。

(6)标准酪氨酸溶液(0.05 mg/mL):精确称取酪氨酸 5 mg,以 0.1 mol/L 盐酸溶解并稀释至 100 mL。

三、操作

血清 0.5 mL,加 154 mmol/L 氯化钠 4.5 mL,混匀,滴加 1.8 mol/L 过氯酸溶液 2.5 mL,静止 10 分钟,用定量滤纸过滤或离心。取滤液 2.5 mL,加 17.74 mmol/L 磷钨酸 0.5 mL 混匀,静止 10 分钟,以 3 000 r/min,离心 10 分钟。倾去上清液并沥干,再加磷钨酸溶液 2 mL 悬浮沉淀物,同法离心后弃去上清液,沥干,取沉淀物备用。按表 6-2 测定。

表 6-2　血清黏蛋白测定(mL)

加入物	测定管	标准管	空白管
蒸馏水	1.75 *	1.5	1.75
酪氨酸标准液	—	0.25	—
碳酸钠溶液	0.5	0.5	0.5
酚试剂	0.25	0.25	0.25

注:* 为溶解蛋白沉淀物。

混匀,放置 37 ℃水浴 15 分钟,取出,用分光光度计 650 nm,比色杯光径 1.0 cm,以空白调零,读取各管吸光度。

四、计算

(一)血清黏蛋白[以蛋白计(g/L)]

$$血清黏蛋白(g/L) = \frac{测定管吸光度}{标准管吸光度} \times 0.0125 \times \frac{7.5}{2.5} \times \frac{1\,000}{0.5} \times \frac{23.8}{1\,000} =$$

$$\frac{测定管吸光度}{标准管吸光度} \times 1.785$$

式中 23.8 为酪氨酸转换成黏蛋白的系数。

(二)血清黏蛋白[以酪氨酸计(mg/L)]

$$血清黏蛋白(mg/L) = \frac{测定管吸光度}{标准管吸光度} \times 0.0125 \times \frac{7.5}{2.5} \times \frac{1\,000}{0.5} =$$

$$\frac{测定管吸光度}{标准管吸光度} \times 75$$

五、参考值

(1)以蛋白计为 0.75~0.87 g/L。

(2)以酪氨酸计为 31.5~56.7 mg/L。

六、附注

(1)黏蛋白是一种糖蛋白,其蛋白质分子中酪氨酸含量为4.2%,因此两种报告方式可互相换算。

(2)加过氯酸沉淀蛋白后,需放置 10 分钟后进行过滤。加磷钨酸后,也需放置 10 分钟后再离心。弃去上清液时,须细心操作,不能使沉淀丢失否则结果偏低。

七、临床意义

血清黏蛋白增高常见于肿瘤（尤其是女性生殖器肿瘤）、结核、肺炎、系统性红斑狼疮、风湿热、风湿性关节炎等。血清黏蛋白减少常见于广泛性肝实质性病变。血清黏蛋白的连续测定对于同一病例的病程转归（病变的扩大或缩小、肿瘤有无转移、肿瘤手术切除或其他治疗效果）的判断有一定的参考价值。

第三节　血清肌红蛋白检验

血清肌红蛋白（Mb）存在于心肌与其他肌肉组织中，其分子量为 17 500，血清肌红蛋白是急性心肌梗死（AMI）患者升高的最早标志物之一。血清肌红蛋白测定方法有很多，由于分光光度法、电泳法及层析法不能测定低于微克水平的 Mb，现已不使用。免疫化学法较灵敏，但抗血清必须是对 Mb 特异的。放射免疫试验灵敏度高，对流免疫电泳是一种定性方法，且灵敏度较低，不适宜检测心肌梗死。乳胶凝集试验是个半定量试验，是用肉眼判断终点，具有一定的主观性，而且一些含有高浓度类风湿因子的血清会产生干扰。放射免疫试验灵敏度高，特异性强，但使用放射性核素，现已少用。胶乳增强透射比浊法灵敏度高，特异性好，测定速度快，适用于各型生化自动分析仪，现已在临床上普遍采用。

一、原理

Mb 致敏胶乳颗粒是大小均一的聚苯丙烯乳胶颗粒悬液，颗粒表面包被有兔抗人 Mb 抗体。样本中的 Mb 与胶乳颗粒表面的抗体结合后，使相邻的胶乳颗粒彼此交联，发生凝集反应产生浊度。该浊度与样本中的 Mb 浓度呈正比，在 570 nm 处测定吸光度，可计算样本中 Mb 的浓度。

二、试剂

（1）试剂 I：甘氨酸缓冲液（pH 为 9.0），NaN_3 1.0 g/L。

（2）试剂 II：致敏胶乳悬液，兔抗人 Mb IgG 致敏胶乳颗粒，NaN_3 1.0 g/L。

（3）Mb 校准品。

三、操作

(一)测定条件

温度:37 ℃。波长:570 nm。比色杯光径:1.0 cm。反应时间:5 分钟。

(二)进行操作

按表 6-3 进行操作。

表 6-3　血清 Mb 测定(μL)

	测定管	标准管	空白管
试剂Ⅰ	200	200	200
待检血清	20	—	—
Mb 校准品	—	20	—
蒸馏水	—	—	20
	混匀,保温 5 分钟,以空白管调零,测得各管吸光度为 A_1		
试剂Ⅱ	150	150	150
	混匀,保温 5 分钟,以空白管调零,测得各管吸光度为 A_2		

五、参考值

(1)健康成年人肌红蛋白<70 μL/L。

(2)建议各实验室根据自己的条件,建立本地的参考值。

六、附注

(1)本法适用于各种类型的半自动、全自动生化分析仪,严格按照仪器说明书设定参数进行操作。

(2)本法试剂应避光,于 2~8 ℃可保存 12 个月,−20 ℃可保存更长时间,但不宜反复冻融。

七、临床意义

(1)血清肌红蛋白是早期诊断 AMI 的敏感指标,在 AMI 发作后 1~2 小时,在患者血清中的浓度即迅速增加。6~9 小时几乎所有的 AMI 患者 Mb 都升高。Mb 在血液中清除的速度很快,在发病 24 小时内可恢复到正常,所以连续检测血清中的 Mb 对评价患者在治疗期间是否有心肌梗死再次发生具有很重要的意义。患者在发作后第 1 天内血清肌红蛋白即可返回到基线浓度,当有再梗死时,则又迅速上升,形成"多峰"现象,可以反映局部缺血心肌周期性自发的冠状动脉再梗死和再灌注。

（2）心脏外科手术患者血清肌红蛋白升高，可以作为判断心肌损伤程度及愈合情况的一个重要客观指标。

（3）在临床肌病研究中发现假性肥大型肌营养不良患者血清肌红蛋白也升高。

第四节　血清肌钙蛋白检验

肌钙蛋白是肌肉收缩的调节蛋白，由三个结构不同的亚基组成，即肌钙蛋白T(TnT)，肌钙蛋白I(TnI)和肌钙蛋白C(TnC)，它附在收缩的横纹肌细微组织上，TnI是一种结构蛋白，它与肌动蛋白及原肌球蛋白互相作用。TnI与肌动球蛋白在静止状态时相结合，抑制肌动球蛋白的ATP酶(ATPase)活性。TnC有四个能结合钙离子的结合点，当它与细胞内的钙离子结合时，能导致整个肌钙蛋白构造上的变化。肌钙蛋白放松了肌动球蛋白，让肌动球蛋白与肌浆球蛋白互起作用，而造成肌肉收缩。肌钙蛋白具有的三种同分异构体，其中两种同分异构体是骨骼肌所特有的，一种同分异构体是心肌所特有的，这三种肌钙蛋白的同分异构体存在着结构上的差异。心肌中的T和I亚基结构不同于其他肌肉组织，心肌肌钙蛋白T、I(cTnT、cTnI)由于分子量小（分别为37 000和24 000），所以发病后血中浓度迅速升高。

应用免疫层析与酶免技术可进行快速检测与定量测定，具有快速、灵敏、特异的特点。但对于单个标本检查有不便之处。胶乳增强透射比浊法，目前已有试剂盒供应，可在各型自动生化分析仪上使用，通用性强，已在临床上使用，不同型号的生化分析仪应严格按照说明书设定参数进行操作。

一、心肌肌钙蛋白T、I的快速检测

(一)原理

应用免疫层析方法测定样品中的特异抗原(cTnT、cTnI)。测试时滴加血清样品于样品槽，样品通过毛细管效应沿试纸膜运动，如果样品中含有特异抗原，试验部位就出现色带，在对照区域内应该有另一颜色条带作为实验对照。

(二)试剂

(1)cTnT免疫层析试纸条。

（2）cTnI 免疫层析试纸条。

（三）操作

（1）将包装纸打开,标记上样品编号。

（2）加 5～6 滴血清样品到样品槽中。

（3）在 10～15 分钟内观察色带出现情况。

（四）结果判断

（1）阳性:在试验区和对照区均有色带出现。

（2）阴性:仅在对照区有色带出现。

（3）无效:试验区和对照区都没有色带出现。

（五）附注

（1）试纸条只能用 1 次,重复使有无效。

（2）试纸条试验区和对照区均不出现色带,取另一试纸条重复检测仍无结果,则表示试纸条失效。

（3）免疫层析技术测定 cTnT、cTnI 适合床边快速试验,但只是定性或半定量,要真正了解病情严重程度及治疗措施的选择还需定量测定。

二、心肌肌钙蛋白 T 的 ELISA 法测定

（一）原理

生物素与亲和素作用下的双抗体夹心 ELISA,用链霉亲和素-生物素化的抗 TnT 单克隆抗体作包被物,依次于样品中 TnT 抗原和酶标 TnT 单克隆的抗体反应,然后加入底物色原。酶催化底物显色,由系列 TnT 标准制定的校正曲线,定量测定 cTnT 含量。

（二）试剂

（1）生物素-亲和素 cTnT 单克隆抗体包被板。

（2）孵育缓冲液。

（3）浓缩洗涤液。

（4）酶标结合物。

（5）cTnT 标准品。

（6）底物色原:ABTS(二氨 2.2 叠氮)。

（三）操作

（1）在包被板中分别加入标准血清、对照血清和患者标本于相应的孔内

各 50 μL。

（2）每孔各加孵育缓冲液 50 μL,并轻轻混匀。

（3）室温下孵育 60 分钟后洗涤 3 次,10 分钟内完成。在吸水纸上用力拍打微孔,以除去残留水滴。

（4）每孔各加入酶结合物 100 μL,轻轻混匀。

（5）倒空微孔板中的孵育液,用洗涤液将微孔洗 3 次,在吸光纸上用力拍打微孔,以除去残留水滴。

（6）将 200 μL 色原底物溶液加入相应的孔中,避光直射,轻轻混匀,静置30 分钟。

（7）用酶标仪在 10 分钟内,于 405 nm 和 630 nm 双波长下测定吸光度值（OD 值）。

(四)计算

（1）计算每一标准品、对照血清和患者标本的平均 OD 值。

（2）以标准品 OD 值对 cTnT 浓度绘制校正曲线。

（3）根据校正曲线计算未知样品中 cTnT 浓度。

(五)附注

（1）cTnT 待测标本最好用血清,不要用抗凝血浆,因为抗凝剂如肝素、EDTA 等对 cTnT 有影响。

（2）由于 cTnT 是心肌细胞损伤释放出来的指标,所以尽量避免标本溶血,如果标本溶血很可能造成检测结果增高。

（3）配制好孵育液不要冷冻保存,应放在 2～8 ℃冷藏。

（4）实验前应注意试剂有无失效,比如底物色原液如变质,其颜色加深。

（5）为了提高 cTnT 检测的可靠性,应注意加样及其他操作过程,比色最好选用双波长。

(六)参考值

参考值<0.1 μg/L。

三、心肌肌钙蛋白 I 的 ELISA 法测定

(一)原理

双抗体夹心 ELISA 法。先将抗 cTnI 单抗包被于微孔板上,加入标准品,患者血清和孵育缓冲液,如果血清中有 cTnI,则将与孔中的抗体结合,然后将孔中

剩余的样品洗去,加入辣根过氧化物酶标记的cTnI抗体,让酶联抗体与孔中的cTnI结合。这样,cTnI分子就被固相抗体和酶联抗体夹在中间。孵育和洗涤之后,酶反应显色,吸光度OD值与血清cTnI浓度成正比。

(二)试剂

(1)抗cTnI抗体包被板。

(2)孵育缓冲液。

(3)浓缩洗液。

(4)抗体和酶结合物。

(5)cTnI标准品。

(6)显色剂A、显色剂B。

(7)2 mol/L(2N) HCl终止剂。

(三)操作

(1)将50 μL标准品、对照血清和患者标本加入相应孔内。

(2)将50 μL孵育液加入相应的孔中,轻轻混合30秒,此步混匀是关键。

(3)将微孔板放在室温孵育30分钟。

(4)倒空微孔中的孵育混合液,用洗液将微孔洗5次,在吸水纸上用力拍打,以除去残留水滴。

(5)将100 μL酶结合物加入相应的孔中,轻摇混匀。

(6)将微孔板放在室温孵育30分钟。

(7)倒空微孔中的孵育液,用洗液将微孔洗5次,在吸水纸上用力拍打微孔,以除去残留水滴。

(8)将20 μLTMB底物溶液加入相应的孔中,轻轻混合5秒,在室温避光条件下静置20分钟。

(9)每孔加入50 μL 2 mol/L HCl,终止反应,轻轻混合5～30秒以保证蓝色转变成黄色。

(10)用酶标仪在10分钟内,于450 nm波长下测定吸光度OD值。

(四)计算

(1)计算每一对标准品,对照血清和患者标本的平均OD值。

(2)在坐标纸上绘制吸光度(OD)与cTnI浓度的校正曲线(查看试剂盒内说明书注明的实际cTnI浓度)。

(3)根据校正曲线计算未知样品中cTnI浓度。

(五)附注

(1)一套试剂盒最多可做 4 次检测。

(2)本试剂盒可用于检测血清样品,但不能使用出现肉眼可见的溶血、脂血或浑浊的血清标本。

(3)利用血清标本,应在采集标本后 6 小时内进行检测,也可将血清冷冻保存于－20 ℃或更低温度,这样至少可保存 3 个月,应注意切勿进行反复冻融。

(4)将浓缩的洗液稀释后备用,稀释的洗液可在 4 ℃下贮存两周。

(5)在孵育缓冲液中稀释具有预期浓度的心肌肌钙蛋白 I 的血清进行检测。

(6)用 10 个孔建立标准品的校准曲线。

(7)全部试剂包括启封的微孔都必须在使用前恢复至室温,未使用的试剂必须贮存于 4 ℃。

(六)参考值

1.5～3.1 μg/L。

(七)临床意义

(1)急性心肌梗死(AMI),发病后血中浓度很快增高,cTnT 和 cTnI 3～6 小时超过参考值上限值,cTnT 10～24 小时达峰值,10～15 天恢复正常。cTnI 14～20 小时达峰值,5～7 天恢复正常。据报道 cTnT 在诊断 AMI 时比 CK-MB 更为灵敏,但有报到在肾脏疾病患者血样中发现 cTnT,所以特异性较差。而 cTnI在诊断 AMI 中更为灵敏,且在肾病及其他疾病患者血液中未发现 cTnI,所以 cTnI 是心脏受损的特异性标志物,可用于评价不稳定心绞痛。另外,cTnI 水平升高可预示有较高的短期死亡危险性,连续监测 cTnI 有助于判断血栓溶解和心肌再灌注。由于 cTnT 和 cTnI 消失慢,所以,可作为心肌梗死后期标志物。

(2)cTnT 和 cTnI 可作为心脏手术中的心肌梗死症状出现的指示物,当患者接受动脉搭桥手术时,若 cTnT 和 cTnI 含量增加,表明出现心肌梗死,而此时 CK-MB 含量并无变化。

第七章 免疫检验

第一节 免疫细胞功能测定

免疫细胞是免疫系统的功能单位,免疫系统受到外源抗原或自身抗原刺激后,通过细胞免疫和体液免疫以及相关系统相互协同,对抗原产生免疫应答反应。参与免疫反应的细胞主要包括淋巴细胞、单核-巨噬细胞、中性粒细胞、嗜酸性细胞、嗜碱性细胞等,淋巴细胞又可借表面特征和功能的不同再分为 T 细胞、B 细胞、K 细胞(杀伤细胞)和 NK 细胞(自然杀伤细胞)等。这些免疫细胞的功能状态一定程度上反映了机体的免疫状态,对免疫细胞的功能进行检测和研究可为疾病诊断和评估疾病的发生、发展及转归提供一定的指导和帮助,是临床免疫学研究的一个重要内容。本节将介绍上述免疫细胞功能研究的主要检测方法。

一、单核-巨噬细胞功能测定

吞噬细胞包括大吞噬细胞(即单核-巨噬细胞)和小吞噬细胞(即中性粒细胞)。单核-巨噬细胞包括游离于血液中的单核细胞及存在于体腔和各种组织中的巨噬细胞(macrophage,MP),均来源于骨髓干细胞,具有很强的吞噬能力,细胞核不分叶,故命名为单核吞噬细胞系统(mono-nuclear phagocyte system,MPS)。单核-巨噬细胞是一类重要的抗原提呈细胞,在特异性免疫应答的诱导与调节中起重要作用。单核-巨噬细胞具有多种免疫功能,包括吞噬和胞内杀菌;清除损伤、衰老、死亡和突变细胞及代谢废物;加工、提呈抗原给淋巴细胞。单核-巨噬细胞功能测定方法主要包括以下几种。

(一)单核-巨噬细胞表面标记测定

1.原理

单核-巨噬细胞表面有多种受体分子和抗原分子,对细胞的鉴定与功能有重要意义,它们与相应的配体结合后发挥功能,包括捕获病原体,促进调理、趋化、免疫粘连、吞噬,介导细胞毒作用等。成熟的单核细胞可表达高密度的CD14,这是一种相对特异的单核细胞表面标志;单核-巨噬细胞表面IgFc受体(FcγRⅠ即CD64、FcγRⅡ即CD32、FcγRⅢ即CD16)和补体受体(CR1即CD35、CR3即CD11b/18或Mac-1)可以分别与IgG的Fc段及补体C3b片段结合,从而促进单核-巨噬细胞的活化和调理吞噬功能。此外,单核-巨噬细胞还表达各种细胞因子、激素、神经肽、多糖、糖蛋白、脂蛋白及脂多糖的受体,可接受多种细胞外刺激信号,从而调控细胞功能。

单核-吞噬细胞表面具有多种抗原分子,如MHC-Ⅰ、MHC-Ⅱ和黏附分子等。MHC-Ⅱ类抗原是巨噬细胞发挥抗原提呈作用的关键性效应分子;单核-巨噬细胞还表达多种黏附分子,如选择素L(L-selectin)、细胞间黏附分子(intercellu-laradhesion molecule,ICAM)和血管细胞黏附分子(vascular cell adhesion molecule,VCAM)等,它们介导MPS细胞与其他细胞或外基质间的黏附作用,从而参与炎症与免疫应答过程。表7-1列举出主要的单核-吞噬细胞表面标志分子,检测和鉴定这些抗原分子可采用相应的抗表面分子的特异性单克隆抗体(MAb),将各种MAb直接标记上不同的荧光素(直接法),或将第二抗体标记荧光素(间接法),用流式细胞术进行检测。

表7-1 膜表面标志的细胞分布情况

表面标志	细胞类型
CD11b	粒细胞,巨噬细胞
CD16	NK细胞,粒细胞,巨噬细胞
CD32	粒细胞,B细胞,单核细胞,血小板
CD64	单核细胞,巨噬细胞
CD13	单核细胞,巨噬细胞,粒细胞
HLA-DR	B细胞,单核细胞,巨噬细胞,激活的T细胞,造血干细胞前体
CD14	单核细胞,巨噬细胞,粒细胞
CD45	白细胞共同抗原

2.材料

(1)PBMC:从肝素抗凝外周血或骨髓中提取。

(2)PBS/肝素:含0.1%(v/v)肝素的PBS。

(3)封闭剂3 g/L正常小鼠IgG。

(4)荧光素标记的MAb。

(5)一叠氮化乙锭(Ethidium monoazide,EMA)溶液 5 μg/mL：EMA 溶于PBS,每管100 μL分装,于 20 ℃避光保存,使用前立即溶解并置于冰上,注意避光。

(6)8.3 g/L 氯化铵溶解缓冲液(ACK)现用现配,置室温于12 小时内使用。

(7)2％甲醛:用 PBS 将 10％超纯甲醛稀释至 2％,于 4 ℃避光可保存 1 月。

(8)12 mm×75 mm 试管。

(9)15 mL conical 管。

(10)流式细胞术所用试剂和 FACScan analysis 软件。

3.操作步骤

(1)按表 7-2 所示在 12 mm×75 mm 试管上标记号码1～7。

(2)若标本为肝素抗凝全血或骨髓,将约 10 mL 全血或 1～3 mL骨髓置于15 mL conical 管中,4 ℃,3 200 r/min 离心 3 分钟,每管加10 mL PBS/肝素,颠倒混匀2 次,离心 3 分钟,15 mL PBS 洗涤细胞,用适量 PBS 悬浮细胞,调整细胞浓度至 2×10^7/mL。若标本为 PBMC 或单核-巨噬细胞,用 PBS 调整细胞浓度至 2×10^7/mL。

表 7-2　三色流式细胞术分组

试管号						
1	2	3	4	5	6	7
αCD45F	αCD16F	αCD33F	αCD11BF	IgG1F	—	BMA
αCD14PE	αCD32PE	αCD13PE	αCD13PF	IgG2bPE	—	—
αHL$_A$-DRTCC	αCD64TC	αHL$_A$-DRTC	αCD33TC	IgG2aTC	—	—

(3)取 50 μL 细胞悬液加入步骤 1 中各管。

(4)每管加 3 g/L 正常小鼠 IgG 4 μL,冰浴 10 分钟。

(5)在 1～5 号试管内加入适当浓度的 MAbs,将 1 管至 6 管置冰浴 15 分钟。5 号管为 Ig 对照管;6 号管为仅含细胞悬液无抗体的细胞自身荧光素对照;7 号EMA 管仅含 EMA 和细胞,以判断细胞存活率。

(6)将 5 μL 的 EMA 溶液加入 7 号管,混匀,置于距离低强度白光灯源(40 W台灯)18 cm 处,室温10 分钟。EMA 仅能进入死细胞,白光导致 EMA 非可逆性吸附于核酸,通过 650 nm 波长可以检测 EMA 发射光强度。

(7)若细胞悬液中含红细胞(RBC),每管中加 3 mL 的 ACK 溶解液,封口膜封闭试管口,颠倒混匀1～2 次,室温静置 3 分钟。若细胞悬液中不含 RBC,每管中加 3 mL PBS。

(8)3 200 r/min,4 ℃,离心 3 分钟。

(9)快速弃上清液,轻弹管底以分散细胞。

(10)3 mL 的 PBS 洗细胞一次。

(11)分析活细胞时,用 200 μL 的 PBS 重悬细胞,于 4 ℃避光保存,在 4 小时内检测。分析固定样本时,加 100 μL 的 2%甲醛,混匀,于 4 ℃避光保存,在 1 小时内检测。

(12)样本上流式细胞仪检测。

(二)吞噬功能

1.原理

巨噬细胞具有较强的吞噬功能,常用细菌或细胞性抗原如鸡红细胞作为被吞噬颗粒。将单核-巨噬细胞与细菌混匀使两者充分接触。通过洗涤或洗涤加蔗糖密度梯度离心除去胞外细菌。巨噬细菌的细胞数可通过染色在显微镜下观察。

2.材料

(1)平衡盐溶液(BSS)。贮存液Ⅰ(10×):葡萄糖 10 g 或 11 g 葡萄糖·H_2O,0.6 g的KH_2PO_4,3.58 g 的 Na_2HPO_4·$7H_2O$ 或 1.85 g 的 Na_2HPO_4,50 g/L 酚红 20 mL,补 H_2O 至1 L;分装每瓶500 mL,4 ℃储存(约 6 个月保持稳定)。贮存液Ⅱ(10×):1.86 g 的 $CaCl_2$·$2H_2O$,4 g 的 KCl,80 g 的 NaCl,2 g 的 $MgCl_2$·$6H_2O$ 或 1.04 g 的无水 $MgCl_2$,2 g 的 $MgSO_4$·$7H_2O$,补 H_2O 至 1 L,分装每瓶500 mL,4 ℃储存(约 6 个月保持稳定)。

应用液(1×BSS):1 份贮存液Ⅰ＋8 份双蒸水＋1 份贮存液Ⅱ(必须注意,先稀释 1 份贮存液后再加另 1 份贮存液,这样可以避免出现沉淀)。滤膜过滤除菌,只要溶液 pH(颜色)不发生改变和不发生污染,于 4 ℃可保存 1 个月。室温下溶液 pH 约为 7.0,电导率约为 16.0。

(2)单核-巨噬细胞:体外培养的巨噬细胞系,小鼠腹腔巨噬细胞或人 PBMC。

(3)培养过夜的产单核细胞李斯特菌菌液,活菌或热灭活菌。

(4)新鲜的或新鲜冻融的正常血清,置于冰上。正常血清获自富含补体 C3 的同种个体血液,血液采集后立即置于冰上,1 小时后血液凝固,1 500 r/min,4 ℃离心 25 分钟,收集血清,分装成每支0.5 mL,于 80 ℃保存。每批次血清必须检测其辅助细胞吞噬和杀伤的能力。血清一旦解冻不能复冻和反复使用。

(5)300 g/L 蔗糖-PBS 溶液无菌过滤,于 4 ℃可保存数月。

(6)含 5%FCS 的 PBS。

(7)细胞染液。

(8)显微镜载玻片和盖玻片。

(9)10 mm×75 mm 试管。

(10)摇床。

(11)细胞甩片机。

3.操作步骤

(1)用 PBS 洗涤单核-巨噬细胞样本,4 ℃,1 000 r/min,离心2分钟,弃上清液,重复洗涤,细胞重悬于 BSS 至终浓度为 $2.5×10^7/mL$。

(2)取 0.1 mL 巨噬细胞悬液($2.5×10^6$ 细胞)至 10 mm×75 mm 试管中。

(3)用 BSS 将产单核细胞李斯特菌培养物进行 1∶10 稀释。

(4)取 0.1 mL 菌液($2.5×10^7$ 细菌)至 10 mm ×75 mm 试管中。

(5)加 50 μL 新鲜的正常血清,补 BSS 至 1 mL。

(6)将试管于 37 ℃摇床以约 8 r/min 的速度颠倒振摇 20～30 分钟。振摇时间不要超过 30 分钟,以免过多细菌被吞噬杀灭,死菌被降解后吞噬细胞吞噬现象不易被检出。

(7)将试管于 1 000 r/min,4 ℃,离心 8 分钟,弃上清液,加 2 倍体积冰冷 BSS,轻轻悬浮细胞,洗细胞2次以彻底除去残留的胞外细菌。用冰冷 PBS/5% FCS 悬浮细胞至所需浓度。如需更严格地祛除胞外细菌,可采取以下步骤:用 BSS 洗细胞 3 次,将细胞重悬于 1 mL 冰冷 BSS 中,叠加于 300 g/L 蔗糖溶液 1 mL 之上,1 000 r/min,4 ℃,离心8分钟,细胞沉于管底,小心弃去 BSS 和蔗糖溶液(含胞外细菌),用冰冷 PBS/5%FCS 重悬细胞至所需浓度(通常用 2 mL 溶液将细胞配成 $10^6/mL$ 的浓度)。

(8)用细胞甩片机以 650 r/min 室温旋转 5 分钟将 0.1 mL 细胞($1×10^5/mL$)离心至载玻片上。

(9)用染液染片。

(10)在油镜下检测吞噬功能,计数≥200 个细胞,求出每个巨噬细胞吞噬菌的细胞个数。用下列公式计算吞噬数量。

吞噬指数=(吞噬 1 个以上细菌的巨噬细胞百分数)×(每个阳性细胞吞噬的细菌平均数)

(三)杀菌功能

1.原理

吞噬细胞在趋化因子作用下定向移至病原体周围后,借助调理素通过胞饮作用将病原体吞噬,形成噬粒体,噬粒体与吞噬细胞内溶酶体融合,溶酶体释放多种蛋白水解酶,通过胞内氧化作用将病原体杀灭。实验时将吞噬细胞和细菌混合,计算吞噬作用发生后在杀菌作用出现前巨噬细胞内的活细菌数,以及吞噬细菌一段时间(90~120分钟)后,细胞内残留的活菌数。如果后者在 TSA 平板上生长的菌落数明显少于前者菌落数,则提示巨噬细胞有杀菌活性。

2.材料

(1)处于对数生长期的活的细菌培养物(Listeriamonocy-togenes,Ecoli 或 Staphylococcussp):将冷冻保存的菌株接种至适宜的液体培养基,培养过夜。

(2)平衡盐溶液(BSS)。

(3)单核-巨噬细胞:体外培养的巨噬细胞系,小鼠腹腔巨噬细胞或人 PBMC。

(4)新鲜的或新鲜冻融的正常血清,置于冰上。

(5)含 5%正常血清的 BSS。

(6)胰蛋白酶大豆琼脂(tryptic soy agar,TSA)平板:于 4 ℃保存,使用前预温至 37 ℃。

(7)带螺旋盖的 2.0 mL 聚苯乙烯管。

(8)带闭合盖(snap-top)的 10 mm×75 mm 聚苯乙烯管。

(9)摇床。

(10)带螺旋盖的 13 mm×100 mm 派瑞克斯玻璃管,灭菌。

3.操作步骤

(1)将过夜培养的 Listeria 菌震荡粉碎,用 BSS 做 1:300 稀释,在 10 mm×75 mm 聚苯乙烯管或2.0 mL聚苯乙烯管中混合下列成分:$2.5×10^6$/mL 巨噬细胞,0.3 mL 震荡粉碎的过夜培养菌($2.5×10^6$个细菌),50 μL 冷正常血清,用 BSS 调至 1 mL。

(2)上述试管置于 37 ℃摇床中以 8 r/min 的速度颠倒振摇 15~20 分钟,用常规洗法或蔗糖离心法洗去胞外细菌,细胞重悬于 1 mL 含 5%血清的 BSS 中。

(3)准备 4 根派瑞克斯玻璃管,每管加 0.9 mL 灭菌水,第 1 管内加 0.1 mL 去胞外菌的细胞悬液,依次做 1:10 稀释至第 4 管,每管稀释时充分混匀。

(4)短暂震荡后取 0.1 mL 铺在预温至 37 ℃的 TSA 平板上,每管做复板。该组板为 0 点对照板,提示吞噬作用发生后在杀菌前巨噬细胞内的活细菌数。

（5）将未稀释的步骤 2 制备的细胞管盖紧盖子并封膜，置 37 ℃孵育（振摇或静置）90～120 分钟。

（6）将试管置于冰上以阻止细菌生长，按步骤 4 制备稀释管和平板。

（7）当平板上的样品被吸收入琼脂，将平板倒扣于 37 ℃培养24～48 小时。计数平板上生长的菌落数目，并与 0 点对照板上菌落数目比较，如果 90～120 分钟孵育后的平板菌落数明显少于0 点对照板上菌落数，则提示巨噬细胞有杀菌活性。

（四）MTT 比色法

1.原理

将巨噬细胞和细菌在微孔板中混合，洗涤除去细胞外细菌，用 MTT 比色法检测巨噬细胞和细菌作用前后的活菌数量。细菌脱氢酶可催化黄色的3-（4,5-二甲基-2-噻唑)-2,5-二苯基溴化四唑［3-（4,5-dimethylthiazol-2-yl)-2,5-diphenyltetrazolium bromide,MTT］生成紫色的不溶性产物甲䐶，溶于有机溶剂（二甲基亚砜，异丙醇等)后可通过检测 570 nm 吸光度值并参照标准曲线求得生成产物的含量。

2.材料

（1）RPMI-5 含 5％自体正常血清，不含酚红的 RPMI 1640。

（2）50 g/L 皂苷滤膜过滤除菌，室温可保存 3～6 个月。

（3）29.5 g/L 胰蛋白胨磷酸盐肉汤高压灭菌，每支 5 mL 分装在带螺旋盖试管中，4 ℃可保存 1 年。

（4）5 mg/mL 的 MTT/PBS 溶液：滤膜过滤除菌，于 4 ℃避光可保存 3～6 个月。

（5）1 mol/L 的 HCl。

（6）产单核细胞李斯特菌悬液。

毒力李斯特菌菌株来自 ATCC（菌株 15313），也可用来自患者的分离毒力株。将细菌接种于胰蛋白胨磷酸盐肉汤，将菌液在37 ℃水浴中振摇至对数生长期（4～6 小时)，取 0.5 mL 菌液加至 10 mm×75 mm聚苯乙烯管，密封后保存于 80 ℃。用前将冻存菌溶解，取30 μL接种于 5 mL 液体培养基，培养过夜至对数生长晚期（细菌量达每1 mL有2×10⁹活菌）。若希望细菌达对数生长早期，则取1 mL培养物加至新鲜培养基，在 37 ℃水浴中振摇 4～6 小时至对数生长期。

热灭活菌的制备：将对数生长期中的细菌于 70 ℃水浴中加热 60 分钟，2 000 r/min,4 ℃离心 20 分钟，弃上清液，沉淀重悬于10 mL PBS，洗涤后重悬于 PBS 至每毫升终浓度为 10^{10} 细菌。

(7)96 孔平底微孔反应板。

(8)CO_2 培养箱。

(9)酶联检测仪。

3.操作步骤

(1)1 000 r/min,4 ℃,离心 10 分钟收集巨噬细胞,RPMI-5 重悬细胞至 10^6/mL。

(2)取 100 μL 细胞悬液(10^5 个巨噬细胞)加至反应板微孔,每份标本做4孔,准备 2 块反应板做平行实验,一块为 T-0 板,每份标本做 2 孔;另一块为 T-90 板,每份标本做 2 孔。每孔加 10 μL 菌液(用 BSS 配成 10^7/mL),将反应板置 37 ℃,10％的 CO_2 培养箱 20 分钟,促进吞噬。细菌：细胞之比大约为 1：1。

(3)反应板于 1 000 r/min,4 ℃离心 5 分钟,小心弃去上清液(除去细胞外细菌),保留细胞成分。

(4)标本孔及 4 个空白孔中加入 RPMI-5,100 μL/孔,反应板于 1 000 r/min,4 ℃离心 10 分钟。

(5)T-0 板孔中加 20 μL 皂苷,室温反应 1 分钟,溶解细胞释放细菌,每孔加 100 μL 胰蛋白胨磷酸盐肉汤,于 4 ℃保存反应板。

(6)T-90 板置 37 ℃、10％的 CO_2 培养箱 90 分钟,进行杀菌反应或促进细菌生长,90 分钟后移出反应板,重复步骤5。

(7)将 T-0 和 T-90 板置 37 ℃、10％的 CO_2 培养箱孵育 4 小时,促使存活的细菌生长。

(8)加 5 mg/mL 的 MTT/PBS 溶液 15 μL,37 ℃、10％的 CO_2 培养箱孵育 20 分钟,每孔加 1 mol/L 的 HCl 10 μL 终止反应,在酶联仪上测定 570 nm 吸光度值。

(9)建立标准曲线 用已知含量的细菌与 MTT 反应,在微孔板中测定相应孔的吸光度值。通过标准曲线将 T-0 板和 T-90 板孔中的吸光度值换算成细菌数量(cfu)。90 分钟板细菌数量比 0 点板有明显降低者(≥0.2logs),说明产生了杀菌效果。

二、T 淋巴细胞功能测定

(一)接触性超敏反应

1.原理

接触性超敏反应试验是一种简单可靠的检测体内细胞免疫功能的方法。将小鼠腹部皮肤接触有机或无机半抗原分子,皮肤表面抗原提呈细胞:朗格汉斯细胞受半抗原化学修饰后迁移至外周局部淋巴结。若小鼠第二次接触该半抗原,半抗原与朗格汉斯细胞的 MHC Ⅱ类分子结合,刺激组织中 T 淋巴细胞活化并分泌多种细胞因子,导致局部组织的炎症反应。

2.材料

(1)6～12 周无病原雌性小鼠。

(2)70 g/L 2,4,6-三硝基氯苯(TNCB):溶于 4∶1(V/V)丙酮/橄榄油。

(3)10 g/L 的 TNCB:溶于 9∶1(V/V)丙酮/橄榄油。

(4)厚度刻度测量仪:可测范围 0.01～12.5 mm。

(三)操作步骤

(1)小鼠腹部皮肤除毛。

(2)于小鼠腹部皮肤滴加 70 g/L 的 TNCB 溶液 100 μL 致敏。

(3)固定小鼠 3～5 秒,使表面溶剂挥发。

(4)6 天后测量小鼠右耳耳郭厚度基数。

(5)测量后,立即在右耳两侧表面滴加 10 g/L 的 TNCB 10 μL(共 20 μL)进行攻击。未致敏小鼠右耳在测定耳郭厚度基数后两侧表面也滴加 TNCB 作为对照,以排除化学刺激造成的耳郭非特异性水肿。

(6)24 小时后测量实验组和对照组小鼠右耳耳郭厚度。

(7)计算耳郭厚度变化(ΔT):ΔT＝攻击后 24 小时耳郭厚度×耳郭厚度基数。

(二)移植物抗宿主反应

1.原理

移植物抗宿主反应(GVHD)是将具有免疫功能的供体细胞移植给不成熟、免疫抑制或免疫耐受的个体,因此,供体细胞识别宿主(受体)并对宿主(受体)抗原发生反应,而宿主不对供体细胞发生反应。在 GVHD 中,供体的淋巴细胞通过 T 细胞受体(TCR)与宿主的"异体"抗原相互作用而活化,释放淋巴因子,引起 T 细胞活化,脾大,甚至机体死亡等多种效应。

2.材料

(1)供体动物:遗传背景明确的纯系小鼠或大鼠。

(2)受体动物:同种异体新生鼠,同种异体照射鼠,或 F1 杂交鼠。

3.操作步骤

(1)在供体细胞移植前 2～6 小时照射受体动物。有必要做预实验确定合适的放射剂量。

(2)处死供体鼠,分离鼠脾脏、淋巴结和/或股骨及胫骨骨髓细胞。

(3)制备脾脏、淋巴结和骨髓细胞单个细胞悬液。调整细胞浓度至每毫升 $5×10^5～1×10^8$ 细胞。选择合适的细胞浓度。

(4)往成年受体鼠尾静脉中注射 0.5～1.0 mL 供体细胞,新生鼠腹腔注射 0.05～0.10 mL 供体细胞。当细胞浓度较高时,为防止形成栓塞,在注射细胞前 10～20 分钟,在鼠腹腔注射 0.05 mL 50 USP 单位肝素。

(5)GVHD 检测:受体动物为非照射同种异体新生鼠时,以脾增大指标来判断新生鼠腹腔注射供体淋巴细胞后的 GVHD 反应。注射后 10～12 天处死小鼠,称体质量,取出脾并称重。按下式计算脾指数。

脾指数＝(实验组脾重/体质量的均值)/(对照组脾重/体质量的均值)

脾指数≥1.3 说明存在 GVHD。

若受体动物为照射同种异体鼠或 F1 鼠,每天记录注射细胞后的动物死亡情况。以动物存活数对实验天数作图,比较实验组和对照组的平均存活时间。

(三)T 细胞增殖功能

1.有丝分裂原诱导的 PBMC 增殖

(1)原理:此法用于测定 PBMC 受到不同浓度的有丝分裂原植物血凝素(PHA)刺激后发生的增殖反应。PHA 主要刺激 T 细胞的增殖。也可使用其他可以和 T 细胞抗原受体和其他表面结构相结合的多克隆刺激物(表 7-3)。

表 7-3　淋巴细胞增殖的活化信号

细胞类型	活化靶物质	激活剂
T 细胞	TCR	特异性抗原
	TCR-α,TCR-β	Anti-TCR MAb
		Anti-CD3
		PHA
	CD2	Anti-CD2 化合物
		PHA
	CD28	Anti-CD28 MAb
B 细胞	SmIg	Anti-IgM

细胞类型	活化靶物质	激活剂
		SAC
	CD20	CD20 MAb
	CR2 病毒受体	EBV
	BCGF 受体	BCGF
B 和 T 细胞	离子通道	A23187 离子载体
		离子霉素 ionomycin
	蛋白激酶 C	佛波醇酯
	CD25（IL-2Rβ 链）	IL-2
	IL-4 受体	IL-4

注：BCGF：B 细胞生长因子；EBV：EB 病毒；Ig：免疫球蛋白；IL：白细胞介素；MAb：单克隆抗体；PHA：植物血凝素；SAC：金黄色葡萄球菌 Cowan Ⅰ；TCR：T 细胞抗原受体。

（2）材料 PBMC 悬液：完全 RPMI-1 640 培养液。含 100 $\mu g/mL$ 的 PHA 的完全RPMI-1 640 培养液（分装保存于 20 ℃）。带盖的96孔圆底细胞培养板。

（3）操作步骤具体如下：①用完全 RPMI-1 640 培养液调 PBMC 数至 $1 \times 10^6/mL$。②将细胞悬液混匀后加入 96 孔板中，每孔100 μL（1×10^5/孔）；每实验组设 3 复孔，另设不加有丝分裂原的对照孔作为本底对照。③将 100 $\mu g/mL$ 的 PHA 溶液作 1：10、1：20、1：40 稀释，1～3 列加 100 μL 完全RPMI-1 640培养液（本底对照）；4～6 列加1：40的 PHA 100 μL（最终浓度2.5 $\mu g/mL$）；7～9 列加 1：20 的 PHA 100 μL（最终浓度 5 $\mu g/mL$），10～12 列加 1：10 的 PHA 100 μL（最终浓度 10 $\mu g/mL$）。④37 ℃，5％CO$_2$温箱中孵育 3 天；结束培养前6～18 小时每孔加入 0.5～1.0 μCi [³H]胸腺嘧啶。⑤用自动细胞收集器收集细胞，溶解细胞，将 DNA 转移至滤纸上，冲洗除去未掺入的[³H]胸腺嘧啶；用无水乙醇洗涤滤纸使其干燥，将滤纸移入闪烁管内。⑥在闪烁仪上计算每孔 cpm 值。

2.一步法混合淋巴细胞反应

（1）原理：反应性 T 细胞受到刺激细胞（同种异体淋巴细胞）表面主要组织相容性复合体（MHC）抗原的刺激发生增殖反应。刺激细胞本身的增殖反应可通过放射线照射或经丝裂霉素 C 处理而被抑制。本法常用于鉴定组织相容性。

（2）材料：含 10％人 AB 型血清的完全 RPMI 培养液（RPMI-10AB），56 ℃加热灭活 1 小时。反应细胞：脾、淋巴结、胸腺的淋巴细胞或纯化的 T 细胞、T 细胞亚群。同种异体刺激细胞悬液（PMBC）。自体刺激细胞悬液（PMBC）。

0.5 mg/mL 丝裂霉素 C,溶于完全 RPMI-10AB(避光保存)。

（3）操作步骤具体如下：①用完全 RPMI-10AB 调整 PBMC 浓度至 1×10^6/mL。②用丝裂霉素 C 或照射处理同种异体刺激细胞和自体刺激细胞(用于对照)以抑制其增殖反应;加入0.5 mg/mL丝裂霉素 C 使终浓度为 25 μg/mL,在 37 ℃,5%CO_2 温箱中避光孵育 30 分钟,用完全RPMI-10AB洗细胞 3 次以上,用于除去剩余的丝裂霉素 C;或者将细胞置于照射仪中用2000拉德(rad)照射;调整细胞浓度至 1×10^6/mL。③每孔加入反应细胞 100 μL,设 3 复孔。④在相应孔内加入 100 μL 经照射或丝裂霉素 C 处理的同种异体或自体刺激细胞。空白对照孔加100 μL完全 RPMI-10AB。⑤在 37 ℃,5%CO_2温箱中孵育 5～7 天。⑥加入[^{3}H]胸腺嘧啶,继续培养18 小时,收获细胞并计算每孔 cpm 值。

3.自体混合淋巴细胞反应

（1）原理：自体混合淋巴细胞反应的原理和操作步骤基本同上。但需将刺激细胞换成自体非 T 细胞,含 10%人 AB 血清的完全 RPMI 培养液(RPMI-10AB)换成含 10%同源血清的完全RPMI 培养液。

（2）材料：反应细胞悬液(自体 T 细胞)。含 10% 自体血清的完全 RPMI 1640 培养液,56 ℃加热灭活 1 小时。刺激细胞悬液(自体非 T 细胞)。自体PBMC悬液。

（3）操作步骤具体如下：①用含 10%自体血清的完全 RPMI 培养液将反应细胞调整浓度为1×10^6/mL。②用 2000 拉德照射非 T 刺激细胞和自体 PBMC(用于对照)或用丝裂霉素 C 处理(方法同一步法)。用含 10%自体血清的完全 RPMI 1640 培养液清洗细胞。重新调整浓度为1×10^6/mL。③每孔加入反应细胞 100 μL,设 3 复孔。④在相应孔内加入经照射或经丝裂霉素 C 处理的刺激细胞 100 μL。空白对照孔加 100 μL 含 10%自体血清的完全 RPMI 1640 培养液。⑤在37 ℃,5%CO_2温箱中孵育 7 天。⑥加入[^{3}H]胸腺嘧啶,继续培养18 小时,收获细胞并计算每孔 cpm 值。

4.抗原诱导的 T 细胞增殖

（1）原理：本法用于测定 T 细胞对特异性抗原(如破伤风类毒素)刺激的增殖反应,也可用于测定 T 细胞对任何蛋白质或多糖抗原的增殖反应。

（2）材料：T 细胞悬液。自体抗原提呈细胞悬液(非 T 细胞)。破伤风类毒素溶液。

（3）操作步骤具体如下：①用完全 RPMI-10AB 调整 T 细胞浓度至 1×10^6/mL;②丝裂霉素 C 处理抗原提呈细胞(或用 2 500 拉德照射)(同一步法),调整抗原提呈细胞浓度至 $2\times10^5/mL$；③每孔加 T 细胞悬液 $100\ \mu L$ 和抗原提呈细胞悬液 $50\ \mu L$，混匀；④加破伤风类毒素溶液 $50\ \mu L$ 使其终浓度分别为 0、1、5、10 和 $20\ \mu g/mL$，每种浓度准备 3 复孔；⑤在 $37\ ℃$，$5\%CO_2$ 温箱中孵育 6 天；⑥加入 $[^3H]$ 胸腺嘧啶，继续培养 18 小时，收获细胞并计算每孔 cpm 值。

(四)人 T 淋巴细胞细胞毒功能的检测

细胞毒性 T 细胞(CTL)通过识别细胞表面抗原杀伤靶细胞，主要由 $CD8^+$ 细胞组成，也包括少数具有 CTL 作用的 $CD4^+CTL$。CTL 具有杀伤细胞内微生物(病毒、胞内寄生菌等)感染靶细胞、肿瘤细胞等的效应，在抗肿瘤、抗病毒及抗移植物等免疫反应中发挥重要作用。淋巴细胞介导的细胞毒性(lymphocyte mediated cytotoxicity,LMC)是细胞毒性 T 细胞(CTL)的特性，它是评价机体细胞免疫功能的一种常用指标，特别是测定肿瘤患者 CTL 杀伤肿瘤细胞的能力，常作为判断预后和观察疗效的指标之一。T 细胞前体在辅佐细胞和 Th 细胞产物(IL-2)的存在下，经特异性抗原刺激产生 CTL。选用适当的靶细胞，常用可传代的已建株的人肿瘤细胞如人肝癌、食管癌、胃癌等细胞株，经培养后制成单个细胞悬液，按一定比例与受检的淋巴细胞混合，共育一定时间，观察肿瘤细胞被杀伤情况，一般采用 ^{51}Cr 释放法。肿瘤细胞首先被 ^{51}Cr 短暂标记，洗后与效应 CTL 混合后共同培养，数分钟至数小时后，靶细胞开始裂解，胞浆内 ^{51}Cr 标记的蛋白释放出来，计算被杀伤靶细胞释放入培养上清液的 ^{51}Cr，通过与对照组 ^{51}Cr 的释放比较，来判断 T 细胞的细胞毒活性。

1.抗 CD3 介导的细胞毒性实验(^{51}Cr 释放试验)

(1)原理：人类 T 淋巴细胞细胞毒功能的体外检测可以通过使用抗 CD3 抗体或特异性抗原刺激前 CTL 向效应 CTL 分化来完成。以下以抗 CD3 介导的细胞毒性实验为主，介绍人 T 淋巴细胞细胞毒功能的体外检测方法。前 CTL 在抗 CD3 抗体或分泌抗 CD3 抗体的杂交瘤细胞刺激诱导下产生 CTL 活性。抗 CD3 抗体与 T 效应细胞群和带有 Fc 受体的 ^{51}Cr 标记的靶细胞共育；或者 T 效应细胞群直接与 ^{51}Cr 标记的膜表面表达抗 CD3 抗体的杂交瘤细胞(OKT3)共育，抗 CD3 抗体与 T 效应细胞上 TCR 复合体结合，并通过 Fc 受体与靶细胞结合，从而导致 ^{51}Cr 标记的靶细胞溶解；^{51}Cr 标记的 OKT3 则直接通过膜表面表达抗 CD3 抗体与 TCR 复合体结合，充当靶细胞和刺激原的双重作用。CTL 的溶细胞活性可通过检测由靶细胞释放入培养上清液中的 ^{51}Cr 来获得。

(2)材料具体如下。①靶细胞：EB 病毒转化的 B 淋巴母细胞样细胞。

②T 效应细胞群：T 效应细胞通常来自 PBMC、T 细胞或 T 细胞亚群；由于 PBMC 中含有 NK 细胞，可能引起非抗 CD3 介导（非 T 细胞）的靶细胞溶解，所以通常采用 T 细胞或 T 细胞亚群作为 T 效应细胞；如果用 PBMC，则必须设立无抗 CD3 抗体刺激的对照组。③1 mCi/mL 的 $Na_2[^{51}Cr]O_4$（$^{51}Cr \geqslant 300$ mCi/mg）。④完全RPMI-5 培养基。⑤抗 CD3 抗体或分泌抗 CD3 抗体的杂交瘤细胞（OKT3）。⑥2%（v/v）TritonX-100。⑦24 孔平底细胞培养板。⑧含有 H-1000B 型转子的 Sorvall 离心机。⑨台盼蓝拒染法所需的试剂和仪器。

（3）操作步骤具体如下：①用 100 μCi^{51}Cr 对 EB 病毒转化的 B 淋巴母细胞或 OKT3 杂交瘤细胞（当 OKT3 杂交瘤细胞同时作为刺激原时）进行放射标记；方法如下：吸取 5×10^5 个 B 细胞到含 1.9 mL 完全 RPMI-5 培养基的 24 孔板孔中，每孔加入 0.1 mL^{51}Cr，37 ℃，5%CO_2温箱中孵育 18～24 小时。②收集放射标记的 B 细胞，用10 mL 完全 PRMI-5 于室温下洗涤。③用台盼蓝拒染法计数活细胞；用完全 RPMI-5 调节细胞浓度至每 50 μL 含 5×10^3 个细胞（1×10^5/mL）。④用完全 RPMI-5 将效应 T 细胞作倍比稀释，初始浓度为 1×10^5/100 μL，至少稀释 4 个浓度。达到 20∶1 的效/靶比。⑤用完全 RPMI-5 稀释抗 CD3 抗体，从 4 μg/mL 开始，至少准备5 个 4 倍稀释的浓度。⑥将效应细胞、靶细胞和抗 CD3 抗体加入96 孔反应板微孔，做 3 个复孔，具体操作如下：每孔依次加入放射标记的靶细胞 50 μL、不同稀释度的抗 CD3 抗体 50 μL、不同浓度的效应细胞100 μL；当用 OKT3 杂交瘤细胞时，每孔加 OKT3 细胞100 μL（5×10^3/孔）和效应 T 细胞100 μL；同时设立仅有靶细胞（无抗体和效应细胞）的对照孔（自发释放量）；在另一块96 微孔板中，设立仅含 5×10^3 放射性靶细胞和 150 μL 的 2% Triton X-100 的对照孔（最大释放量）；除此之外，还应设立靶细胞和效应细胞（无抗体）的孔测量 NK 细胞的活性。⑦将反应板于 100 r/min 离心 2 分钟，置 37 ℃，5% CO_2孵育 4 小时。⑧将反应板于 800 r/min 离心 5 分钟，从每孔吸出 100 μL 上清液，用 γ 计数器计算每个上清液样本的 cpm 值。⑨依下列公式计算结果：特异性溶解率＝100×（实验组^{51}Cr 释放量－^{51}Cr 自发释放量）/（^{51}Cr 最大释放量－^{51}Cr自发释放量），其中自发释放量＝对照孔 cpm，实验组释放量＝实验孔 cpm，最大释放量＝含 Triton 孔 cpm，其中自发释放量应该是≤最大释放量的 25%。

2.钙荧光素释放试验

（1）原理：钙荧光素（Calcein）为钙螯合剂，与钙结合后可发出强烈荧光。钙荧光素释放试验是一种替代^{51}Cr 释放试验的非放射性试验。该法用荧光标记物

（钙荧光素）代替^{51}Cr标记靶细胞，将钙荧光素标记靶细胞与效应T细胞（CTL）按一定的效/靶比（E/T）混合，孵育一定时间后，CTL发挥溶解靶细胞活性，通过计算细胞上清液中被释放的钙荧光素量来计算CTL活性。计算方法类似于^{51}Cr释放实验。钙荧光素释放试验除用于CTL，也可用于NK细胞和淋巴因子活化的杀伤细胞（LAK）活性的检测。

（2）材料具体如下。①HBSSF：含5%FCS的无酚红、Ca^{2+}或Mg^{2+}的Hanks平衡盐溶液（HBSS）。②1 mg/mL抗原储存液或传染性病原体（如流感病毒）：用于致敏靶细胞。③Calcein-AM（作为分子探针）：用DMSO配成2.5 mmol/L。④效应CTL：特异性靶抗原致敏的CTL，无关抗原致敏的CTL作为对照组。⑤溶解缓冲液：50 mmol/L硼酸钠/0.1%（v/v）TritonX-100，pH为9.0。⑥15 mL锥形离心管。⑦带H-1000B转子的Sorvall离心机。⑧96孔圆底微孔反应板。⑨自动荧光检测系统。

（3）操作步骤具体如下：①用HBSSF配制EB病毒转化的B淋巴母细胞样细胞的单细胞悬液或培养的肿瘤细胞单细胞悬液，必须安排好实验步骤以保证效应细胞与靶细胞在同一时间准备好，因此，抗原特异性效应CTL必须和靶细胞同时制备；另外，在洗涤和标记靶细胞的同时，应进行效应细胞的洗涤和稀释。②用台盼蓝拒染法确定细胞活率，靶细胞活率应＞80%。③将细胞转移至15 mL尖底离心管，于室温1 000 r/min离心10分钟，弃上清液；用HBSSF重悬细胞，再离心一次；弃上清液。④用HBSSF重悬细胞，配成浓度为1×10^6/mL；加入1 mg/mL抗原储存液时抗原最终浓度为0.0001～100 μg/mL；置37 ℃，室内空气（不含CO_2）中孵育90分钟。⑤洗细胞2次，用HBSSF重悬细胞使其浓度为1×10^6/mL。⑥加入10 mL的2.5 mmol/L的Calcein-AM（使其终浓度为25 μmol/L），置37 ℃，室内空气（不含CO_2）中孵育30分钟。⑦洗细胞2次，重悬细胞至1.5×10^5/mL，然后立即进入步骤⑪。⑧准备特异性靶抗原致敏效应CTL的单细胞悬液，计算细胞活率，洗涤细胞后用HBSSF重悬细胞至浓度为1.5×10^6/mL；用相同方式同时准备好对照组（无关抗原致敏的CTL）。⑨用HBSSF作3倍连续稀释待测的和对照的效应细胞（初始浓度为1.5×10^6/mL）。⑩在第⑨步中准备好的每个效应细胞稀释液中吸取100 μL，加入96孔反应板孔中，每份做3个复孔；同时设立含100 μL的HBSSF和100 μL溶解缓冲液的对照孔，也做3个复孔；立即进入步骤⑪。⑪取步骤⑦中的Calcein-AM标记靶细胞悬液100 μL至步骤⑩中各孔（最终为每孔200 μL），含靶细胞和效应细胞的孔用于测定CTL活性，含标记靶细胞和HBSSF的孔测定自发性钙释放量，含标记靶细胞和溶解液的孔测定最大钙释放量。⑫反应板于室温 1 000 r/min 离心 30 秒，以促进效应细胞和靶细胞的接触，置 37 ℃，室内空气（不含 CO_2）中孵育 2～3 小时，此后的所有步骤均可在有菌的条件下进行。⑬反应板于室温 2 000 r/min 离心 5 分钟，取出各孔全部上清液。⑭加 200 μL 溶解缓冲液至每孔细胞沉淀中，室温下反应 15 分钟，溶解细胞。⑮用含有 485/20 激发波长和 530/25 发射波长的自动荧光检测系统测定每孔产生的钙荧光强度。⑯计算三孔的平均荧光值，以求出各个浓度效应细胞的溶细胞百分比。

三、B 淋巴细胞功能测定

（一）ELISA 法检测 B 细胞合成多克隆免疫球蛋白

1.原理

B 细胞经多克隆刺激物（表 7-4）包括有丝分裂原、抗体、EB 病毒（EBV）或淋巴因子等的诱导，可合成并分泌抗体。

表 7-4　多克隆抗体产生的刺激物

细胞类型	刺激物	应用
PBMC 或 T 细胞＋B 细胞	PWM	T 细胞依赖的 B 细胞激活
由 PWM 刺激后的 PBMC 中分离的 B 细胞	PWM	需要加 IL-2 到 B 细胞；用于确定外源细胞或细胞因子的调节作用
纯 B 细胞或扁桃体 B 细胞	SAC＋IL-2	用于研究细胞的调节作用和无 T 细胞存在时的影响因素
	抗 IgM 抗体＋T 细胞上清液	用于研究无 T 细胞直接接触时加入的外源细胞的作用，或 T 细胞上清液的调节激活作用
PBMC 或 B 细胞	EBV	用于研究 B 细胞产生 Ig 和 EBV 诱导的增殖和分化功能

注：EBV，EB 病毒；PBMC，外周血单个核细胞；PWM，美洲商陆分裂原；SAC，葡萄球菌 CowanI。

用 ELISA 法可对细胞培养上清液中 B 细胞合成的免疫球蛋白进行定量检测。由于循环和组织中的 B 细胞存在多种亚型，因此，应根据特定的试验目的来选择培养的淋巴细胞亚类以及使用的刺激分子。

2.材料

（1）PBMC 悬液。

（2）完全 RPMI-5 和 RPMI-10 培养液。

（3）PWM 溶液：用 RPMI-10 作 1∶10 稀释，储存于 20 ℃。

（4）第一（捕获）抗体：10 μg/mL 羊抗人 IgM、IgG 或 IgA，溶于包被液中。

（5）洗涤液：0.05%（v/v）吐温 20，溶于 PBS。

（6）封闭液：50 g/L 的 BSA 溶于洗液中，过滤除菌后贮存于 4 ℃。

（7）免疫球蛋白标准液。

（8）稀释液：10 g/L 的 BSA 溶于洗液中，过滤除菌后贮存于 4 ℃。

（9）第二抗体：亲和纯化的、Fc 特异的、碱性磷酸酶标记羊抗人 IgM，IgG 或 IgA 抗体。

（10）1 mg/mL 磷酸硝基苯基二乙酯，溶于底物缓冲液。

（11）3 mol/L 的 NaOH。

（12）96 孔平底微孔培养板。

（13）96 孔 ELISA 板。

（14）多孔扫描分光光度计。

3.操作步骤

（1）有丝分裂原刺激诱导：①用完全 RPMI-5 洗 PBMC，以除去外源性免疫球蛋白。②用完全 RPMI-10 调整细胞数至 5×10^5/mL；每孔加入 0.2 mL 细胞悬液（1×10^5 个细胞）；实验均设复孔；设立只加细胞而不加刺激物的对照孔。③加 PWM 溶液刺激细胞。④置 37 ℃，5% 的 CO_2 温箱中培养。⑤收集用于分析或 ELIspot 检测的细胞，或悬浮培养的细胞用于 ELISA 分析。

（2）ELISA 分析：①加 10 μg/mL 一抗 100 μL 于 96 孔 ELISA 板孔内，37 ℃ 孵育 2 小时（或 4 ℃ 过夜）。②洗板 5 次。③每孔加封闭液 200 μL，封闭非结合位点；室温孵育 1 小时，洗板 5 次。④每孔加 100 μL 免疫球蛋白标准液或细胞培养上清液（用稀释液稀释至合适的浓度），室温下孵育 2 小时（或 4 ℃ 过夜），测定未受刺激的单个核细胞培养液上清液中的免疫球蛋白时，上清液不必稀释；经有丝分裂原刺激培养的上清液，需要 1：10 或更多倍稀释。⑤洗板 5 次。⑥每孔加入 100 μL 碱性磷酸酶标记的羊抗人 IgM、IgG 或 IgA 抗体（二抗），室温孵育 2 小时或 4 ℃ 过夜。⑦洗板 5 次，每孔加含 1 mg/mL 磷酸硝基苯基二乙酯的底物缓冲液 100 μL。⑧用多孔扫描分光光度计于 405～410 nm 读吸光度值；根据标准曲线计算免疫球蛋白的含量。

（二）反相溶血空斑试验

1.原理

空斑形成试验是检测抗体形成细胞功能的经典方法。最初是采用溶血空斑形成试验，其原理是用绵羊红细胞（SRBC）免疫小鼠，4 天后取出脾细胞，加入 SRBC 及补体，混合在融化温热的琼脂凝胶中，浇在平皿内或玻片上，使成一薄层，置 37 ℃ 温育。由于脾细胞内的抗体生成细胞可释放抗 SRBC 抗体，使其周围的 SRBC 致敏,在补体参与下导致 SRBC 溶血,形成一个肉眼可见的圆形透明溶血区而成为溶血空斑(plaque)。每一个空斑表示一个抗体形成细胞,空斑大小表示抗体生成细胞产生抗体量的多少。这种直接法所测细胞为 IgM 生成细胞。IgG 生成细胞的检测可用间接检测法,即在小鼠脾细胞和 SRBC 混合时,再加抗鼠 Ig 抗体(如兔抗鼠 Ig),使抗体生成细胞所产生的 IgG 或 IgA 与抗 Ig 抗体结合成复合物,此时能活化补体导致溶血,称间接空斑试验。上述直接和间接溶血空斑形成试验都只能检测抗红细胞抗体的产生细胞,而且需要事先免疫,若要检测由其他抗原诱导的抗体,则需将 SRBC 用该特异性抗原包被,方可检查对该抗原特异的抗体产生细胞。它的应用范围较广,也分直接法和间接法,分别检测 IgM 生成细胞和 IgG 生成细胞。

目前常用 SPA 包被 SRBC 溶血空斑试验检测抗体生成细胞。SPA 能与人及多种哺乳动物 IgG 的 Fc 段结合,利用这一特性,首先将 SPA 包被 SRBC,然后进行溶血空斑测定,可提高敏感度和应用范围。测试系统中加入抗人 Ig 抗体,可与受检 B 细胞产生的 Ig 结合形成复合物,复合物上的 Fc 段可与连接在 SRBC 上的 SPA 结合,同时激活补体,使 SRBC 溶解形成空斑。此法可用于检测人类外周血中的 IgG 产生细胞,与抗体的特异性无关。用抗 IgA、IgG 或 IgM 抗体包被 SRBC,可测定相应免疫球蛋白的产生细胞,这种试验称为反相溶血空斑形成试验,可用于测定药物和手术等因素对体液免疫功能的影响,或评价免疫治疗或免疫重建后机体产生抗体的功能。以下主要介绍 SPA-SRBC 反相溶血空斑试验的操作过程。基本方案分为三个阶段。首先,用 SPA 致敏 SR-BC,制备豚鼠补体和抗 Ig 抗体;第二步,待测标本与致敏 SRBC、补体和抗体共同孵育;最后,计数形成的溶血空斑数。

2.材料

(1)1∶2 SRBC/Alsevers 液体。

(2)普通盐溶液。

(3)金黄色葡萄球菌 A 蛋白(SPA)。

(4)氯化铬($CrCl_3$)。

(5)平衡盐溶液。

(6)冷磷酸盐缓冲液(PBS)。

(7)补体:溶于稀释液中。

(8)兔抗 Ig 抗体,56 ℃热灭活 30 分钟。

(9)清洗液:含以下成分的平衡盐溶液。5%FCS(56 ℃热灭活 30 分钟),25 mmol/L的 HEPES 缓冲液,5 μg/mL 庆大霉素,使用前 1 小时除去气泡。

(10)固体石蜡。

(11)纯凡士林油。

(12)50 mL 和 15 mL 锥形管。

(13)离心机。

(14)30 ℃水温箱。

(15)4 ℃冰浴箱。

(16)96 孔圆底微孔板。

(17)溶斑容器。

(18)套色拼隔版显微镜或半自动空斑计数器。

3.操作步骤

(1)SPA 致敏 SRBC:①加 1∶2 的 SRBC/Alsevers 液体200 μL 至 50 mL 离心管中,加入普通盐溶液洗涤 SRBC,室温下于 1 200 r/min 离心 10 分钟,吸去上清液,用普通盐溶液反复洗涤 3 遍。②将细胞团转移到 15 mL 的离心管中,室温下于 1 800 r/min 离心 10 分钟;吸去 SRBC 细胞团顶部的棕黄层,保留压紧的 SRBC 细胞团。③将 5 mg 的 SPA 溶于5 mL盐溶液中,将 33 mg 的 CrCl₃ 置于离心管中,在细胞致敏前加 5 mL 盐溶液溶解,配制后10 分钟以内使用。④将以下物质加至 50 mL 离心管中:普通盐溶液 10.4 mL,CrCl₃ 溶液0.1 mL,SPA 溶液 0.5 mL,洗涤沉淀的 SRBC 1.0 mL,盖好试管盖,轻轻旋转混匀,在30 ℃水浴箱(严格 30 ℃)中孵育 1 小时,在孵育过程中轻旋试管 3 次。⑤试管中加入室温普通盐溶液,1 200 r/min室温离心10 分钟,弃上清液。⑥如上法用普通盐溶液再洗涤一遍,用平衡盐溶液清洗第三遍;收集 SPA 致敏的 SRBC 于 50 mL 的锥形管中,加满平衡盐溶液,4 ℃ 保存不能超过 1 周。⑦致敏 SRBC 使用前于室温下 1 200 r/min离心 15 分钟,弃去上清液;加 1 mL 平衡盐溶液到2 mL SPA 致敏的 SRBC 中。

(2)准备补体和抗血清:①用冷 PBS 洗 15 mL 羊血 3 次,每次于 4 ℃,1 200 r/min离心 10 分钟,弃上清液;第 4 次向管中加入冷 PBS,1 800 r/min,4 ℃离心沉积 SRBC,弃去上清液。②用稀释液稀释补体,置于冰浴。③用 SRBC 吸收补体:将 1 体积的洗涤沉积 SRBC 和 4 体积的豚鼠补体混合以吸附补体,在 4 ℃冰水浴中孵育 2 小时。④4 ℃,1 800 r/min 离心10 分钟,弃去上清液;因补体对热不稳定,操作过程均需在 4 ℃进行;分装 2 mL 储存于20 ℃。

⑤用SRBC吸收抗体,将1体积的洗涤沉积SRBC和2体积的热灭活兔抗人Ig抗体混合以吸附抗体,在4℃冰水浴中孵育2小时。⑥离心并分装。⑦确定试验中每批补体和抗血清最佳稀释度,选择产生溶斑数量最多最明显的最大稀释度。⑧准备溶斑试验的细胞悬液:用于溶斑试验的细胞包括培养的单个核细胞/淋巴细胞或来自血液、扁桃体或脾的新鲜细胞。清洗细胞,室温1 800 r/min离心5分钟或1 200 r/min离心10分钟,弃上清液,混匀标本,重复清洗3次;最后一次清洗后,用适当体积的清洗液重悬细胞,最终体积取决于细胞悬液中分泌Ig的细胞数量。

(3)溶斑过程及空斑计数:①将2体积固体石蜡和1体积凡士林油置于大烧杯中,低温加热使其逐渐融化,混匀。②准备溶斑混合液,将等体积的SPA致敏SRBC、抗血清和补体混合于离心管中,盖紧试管盖轻轻混匀。③吸溶斑混合液到微孔板孔内,每孔75 μL。④取125 μL待测细胞悬液至含有75 μL溶斑混合液的微孔内,避免气泡产生,用吸管混合5~6次,将混合物吸入吸样管尖端,将尖端靠近打开的溶斑容器,将混合液加入容器中直到加满为止;每孔大约可盛50 μL;每个标本做复孔。⑤用装有温热的蜡-凡士林油混合物的巴斯德玻璃管密封溶斑容器。⑥叠放溶斑容器;将96孔板盖上盖板以防止水蒸气落入,37℃孵育3~5小时。⑦使用套色拼隔版显微镜(10×放大倍数)或半自动空斑计数器计数全部溶斑数。⑧计算溶斑总数,求得初始检测标本和加入溶斑容器中标本的体积比,用这一系数乘以容器中的溶斑数量,例如,要确定在1 mL初始标本中分泌Ig细胞的总数,假设每一个溶斑容器约盛有30 μL来自初始的1 mL的培养物,即3%,因此,在1 mL培养物中分泌Ig细胞的总数相当于将每个容器中溶斑的数量乘以系数33.3。

(三)ELIspot实验

1.原理

酶联免疫斑点法(ELIspot)试验可用于检测生成特异性抗体的B细胞和生成特异性细胞因子的T细胞。检测生成特异性抗体的B细胞时,首先将特异性抗原包被固相微孔反应板,然后加入待测的抗体生成细胞,若该细胞分泌针对固相抗原的抗体,即可与固相抗原结合,再用酶标二抗和显色剂对相应抗体进行检测。在低倍镜下计数每孔中显色的酶点数,即抗体生成细胞数。该法也可用于检测特异性细胞因子生成T细胞。此外,ELIspot双色分析可同时测定两种不同抗原刺激分泌的抗体并且为单个细胞分泌的抗体分子的定量提供可能性。本法可以用于测定组织中的单个抗体分泌细胞。

ELIspot 分析包括三个阶段：抗原包被固相支持物；孵育抗体分泌细胞；在抗体分泌细胞处测定抗原抗体复合物的形成。

2.材料

(1)包被抗原,溶于包被缓冲液。

(2)PBS。

(3)含 5％FCS(56 ℃,热灭活 30 分钟)的 PBS 或含 10 g/L BSA 的 PBS,即配即用。

(4)待测细胞,如 PBMC 或脾细胞。

(5)完全 IMDM-5 培养基。

(6)吐温/PBS:含 0.05％吐温 20 的 PBS。

(7)含 10 g/L BSA 的 PBS(BSA/PBS)。

(8)酶标记抗体。

(9)琼脂糖凝胶。琼脂糖/蒸馏水:12 mg 琼脂糖溶于 1 mL 水,于 46 ℃水浴融化并保存。琼脂糖/PBS:在微波炉中完全融化琼脂糖,加 PBS 至终浓度为 10 g/L。在水浴箱中将凝胶冷却至 46 ℃,并保存于 46 ℃。

(10)HRPO 缓冲液(50 mmol/L 醋酸盐缓冲液,pH 为 5.0),0.2 mol/L乙酸(11.55 mL/L 冰醋酸)74 mL,0.2 mol/L 醋酸钠(27.2 g/L三水乙酸钠)176 mL,加水至1L,4 ℃保存 1 个月。终浓度为15 mmol/L乙酸和 35 mmol/L 醋酸钠。

(11)凝胶底物。①HRPO 底物:1,4-p-苯二胺自由基(PPD)50 mg溶解于 2 mL甲醇中,使用前加入 30％ H_2O_2,50 μL 和取自46 ℃水浴箱的琼脂糖/PBS 100 mL,充分混合后立即使用,PPD 与 HRPO 反应呈棕黑色斑点,最终浓度为 5 mmol/L PPD,2％甲醇和 0.000 15％ H_2O_2。②碱性磷酸酶底物:将 5-溴-4-氯-3-氮磷酸盐(BCIP)底物和等体积的琼脂糖/蒸馏水混合,BCIP 和碱性磷酸酶的反应产生蓝色斑点。

(12)可溶性的底物(使用硝酸纤维素膜)。①HRPO 底物:3-氨基-9-乙烷基咔唑(AEC)20 mg 溶于 2.5 mL 二甲基甲酰胺(DMF),加 AEC/DMF 溶液 2.5 mL至可溶性 HRPO 缓冲液47.5 mL中,边加边搅拌混匀,必要时用0.45 μm 滤纸过滤祛除聚合体;使用前加入 30％的 H_2O_2,25 μL;终浓度为 38 mmol/L AEC,0.51 mol/LDMF,和0.015％的 H_2O_2。②碱性磷酸酶底物:分别溶解 5-溴-4-氯-3-氮磷酸盐(BCIP)15 mg 于 1 mL 的 DMF 和 p-四唑氮蓝(NBT)30 mg于 1 mL DMF,用 100 mL 0.1 mol/L NaHCO$_3$/1.0 mmol/L MgCl$_2$,pH 为 9.8 混合 BCIP 和 NBT 溶液;终浓度为 0.4 mmol/L BCIP,2％(v/v)DMF 和 0.36 mmol/L

NBT；BCIP 或 BCIP/NBT的反应结果出现蓝色斑点。

(13)40～60 mm 直径的聚苯乙烯平皿或 6、24、48 或 96孔聚苯乙烯微孔板或置于 96 孔微量稀释 HA 板的硝酸纤维素膜。

3.操作步骤

(1)抗原包被固相载体：①用溶于包被缓冲液中的抗原包被固相载体(有盖培养皿或多孔板)，4 ℃过夜或 37 ℃2 小时，包被板在4 ℃可保存数周；②用 PBS清洗平皿或多孔板 3 次，用 5％FCS/PBS 或10 g/L BSA/PBS 封闭平皿上或孔中空余的结合位点，37 ℃30 分钟。

(2)抗体产生细胞培养：①轻轻倒出 FCS(或 BSA)/PBS 液体，将细胞混悬于完全IMDM-5 培养基，稀释到适当的浓度(通常 10^4～10^6 个细胞/mL)，如使用培养皿，细胞容积为 300～500 μL；如使用 96 孔板，细胞容积为每孔 100～200 μL。②细胞于 37 ℃,5％～10％的 CO_2孵箱中孵育 3～4 小时。

(3)测定形成斑点的细胞：①加 2 mL 酶标记抗体至培养皿或每孔 50～100 μL到 96 板孔，培养过程在抗原特异性的细胞处形成抗原抗体复合物。②室温孵育 2～3 小时或 4 ℃过夜。③从培养皿或每孔中轻轻移出上清液；如果使用凝胶底物，进行步骤④(聚苯乙烯器皿使用单色分析)，如果使用可溶性底物时进行步骤⑤(硝酸纤维素膜使用单或双色分析)。④使用聚苯乙烯平皿：加 2 mL 凝胶底物到平皿中或 5 μL/孔到 96 孔板孔中；在凝胶凝固前，用手指快速轻弹培养皿或 96 孔板除去过量的 HRPO 底物，将培养皿置于室温下直到凝胶凝固(2～5 分钟)；根据使用的底物类别不同，在 5～10 分钟后可看到蓝色或棕黑色的斑点。⑤使用硝酸纤维素膜反应板：如果是单一呈色反应，加 50 μL/孔可溶性底物至 96 孔硝酸纤维素膜板；对于双色反应，按顺序加入 HRPO 底物和碱性磷酸酶底物(均为可溶性的)，首先加碱性磷酸酶底物，放置 5～30 分钟使其显色(蓝色斑点)，用 PBS 洗板后再加 HRPO 底物，静置5 分钟显色(红色斑点)，流水冲洗硝酸纤维素膜数秒。⑥在计数斑点形成细胞(SFC)之前，可保持酶促反应 2～24 小时，碱性磷酸酶反应则需要更长的时间，一般在计数前最好等 24 小时。计数斑点时使用(10～30)×的放大倍数。

第二节 免疫球蛋白检验

一、IgG、IgA、IgM

(一)概述

免疫球蛋白(immunoglobulin,Ig)是指具有抗体活性或化学结构与抗体相似的一类球蛋白,是参与体液免疫反应的主要物质。抗体是能与相应抗原发生特异性结合并具有多种免疫功能的球蛋白。抗体都是免疫球蛋白,但Ig并非都具有抗体活性。Ig由浆细胞产生,广泛存在于血液、组织液和外分泌液中,约占血浆蛋白总量的20%,也可以膜免疫球蛋白(SmIg)的形式存在于B细胞表面。

Ig分子由4条肽链组成,两条相同的长链称为重链(heavy chain,H),由450个氨基酸残基组成,分子量约51 000～72 500;两条相同的短链称为轻链(light chain,L)由约214个氨基酸组成,分子量约22 500。四条肽链通过链内和链间二硫键连接在一起。Ig分子肽链的氨基端(N端),在L链1/2和H链1/4(α、γ、δ)或1/5(μ、ε)处,氨基酸的种类和顺序随抗体特异性不同而变化,称为可变区(variable region,V区);肽链其余部分的氨基酸种类和排列顺序比较稳定,称为恒定区(constant region,C区)。V区与C区的分界线在第114位氨基酸,其前的N端为V区,第115位以后的羧基端(C端)为C区。H链和L链的V区和C区分别简写为VH、CH和VL、CL。VH和VL中某些部位的氨基酸变化更大,称为高变区(hypervariable region,HR)。H链和L链的V区是Ig分子同抗原的结合区,并决定抗体同抗原结合的特异性。H链有4个功能区,即VH、CH1、CH2和CH3,IgM及IgE的重链恒定区则多一个CH4功能区。CH1区为Ig同种异型遗传标记部位。在CH1与CH2之间的区域称为铰链区,含较多的脯氨酸,短而柔软。当Ig与相应抗原结合后,铰链区构型改变,暴露出CH2区的补体结合位点,血清中补体C_1q结合至此进而激活补体系统。L链有2个功能区,即VL和CL。VL中的高变区是与抗原结合的部位,CL具有Ig同种异型遗传标记。

完整的Ig分子被蛋白酶水解时可裂解为不同的片段。以IgG分子为例,当用木瓜蛋白酶消化时,IgG分子从铰链区的氨基端断裂,形成3个片段,即两个Fab段和一个Fc段。Fab段分子量为45 000,具有与抗原结合的活性,但只有一个抗原结合位点(单价),故不能与抗原反应形成可见的沉淀和凝集现象。Fc是指可结晶的片段,分子量为 50 000,不具有抗体活性,但 Ig 分子的很多生物学活性如激活补体、结合细胞以及通过胎盘等与之有关。当用胃蛋白酶消化时,IgG分子从铰链区的羧基端断裂,形成 2 个片段,即大的 F(ab')₂ 段和小的 pFc' 段。F(ab')₂ 是两个 Fab 加上重链的铰链区,由二硫键相连,分子量为 100 000,具有两个抗原结合位点(双价),因而能与抗原反应形成可见的沉淀和凝集现象。pFc'段为无活性的小分子肽。

目前已发现人体内有 5 类免疫球蛋白,即 IgG、IgA、IgM、IgD 和 IgE,其重链分别为 γ、α、μ、δ 和 ε,各类 Ig 的轻链有 κ(kappa)和 λ(lambda)两型。每个 Ig 分子的两条轻链都同型。

IgG 由浆细胞合成,分子量 150 000,有 IgG₁～IgG₄ 4 个亚类,以单体形式存在于血清和其他体液中,是唯一能通过胎盘的抗体,婴儿出生后 3 个月开始合成。IgG 在正常人血清中含量最多,占血清 Ig 总量的 3/4,达 10～16 g/L,半衰期 7～21 天,是体液中最重要的抗病原微生物的抗体(再次免疫应答抗体),也是自身免疫病时自身抗体的主要类别。

IgA 分子量 160 000,有 IgA₁、IgA₂ 两个亚类,分血清型和分泌型两种,半衰期为 6 天。血清型 IgA 由肠系膜淋巴组织中的浆细胞产生,多数以单体形式存在,含量 2～5 g/L,占血清总 Ig 的 10%～15%,具有中和毒素、调理吞噬的作用。分泌型 IgA 由两个单体、一个 J 链(是一种连接单体 Ig 的小分子酸性糖肽,分子量 15 000)和一个分泌片(是一种分子量 70 000 的糖蛋白,由上皮细胞合成。二聚体 IgA 通过黏膜与之结合后排出细胞)组成,主要分布于各种黏膜表面和唾液、初乳、泪液、汗液、鼻腔分泌液、支气管分泌液及消化道分泌液中,参与机体的黏膜局部抗感染免疫反应。IgA 不能通过胎盘屏障,初生婴儿只能从母乳中获得 IgA,出生后 4～6 个月开始自身合成,1 岁后合成水平可达成人的 25%,16 岁达成人水平。

IgM 分子量最大,971 000,由 5 个单体借一个 J 链和若干二硫键连接形成5 聚体,又称巨球蛋白,有 IgM₁、IgM₂ 两个亚类,主要分布于血液中,血清含量为1～1.25 g/L,占血清 Ig 总量的 1/10,半衰期 5 天。IgM 是个体发育中最早合成的抗体,孕 20 周起,胎儿自身即能合成,出生后,IgM 合成增加,8 岁后达成人水平。机体遭受感染后,IgM 型抗体最早产生(初次免疫应答反应的抗体),因此,IgM 型抗体的出现和增高与近期感染有关。新生儿脐带血中 IgM 含量增高时,提示胎儿有宫内感染。IgM 是高效能的抗微生物抗体,主要功能是凝集病原体和激活补体经典途径。

（二）检测方法

测定血清中 IgG、IgA、IgM 含量，可采用免疫比浊法（透射比浊法、速率散射比浊法）或单向环状免疫扩散法。体液中 IgG、IgA、IgM 含量测定可采用速率散射比浊法或 ELISA 法。

（三）临床意义

1.年龄

年龄与血中 Ig 含量有一定关系，新生儿可获得由母体通过胎盘转移来的 IgG，故血清含量较高，近于成人水平。婴幼儿由于体液免疫功能尚不成熟，免疫球蛋白含量较成人低。

2.低 γ 球蛋白血症

血清免疫球蛋白（IgG、IgA、IgM）降低有先天性和获得性二类。先天性低 Ig 血症主要见于体液免疫缺损和联合免疫缺陷病。一种情况是 Ig 全缺，如先天性性联低丙球血症（XLA），血中 IgG <1 g/L，IgA 与 IgM 含量也明显降低。另一种情况是三种 Ig 中缺一或两种。最多见的是缺乏 IgA，患者易患呼吸道反复感染；缺乏 IgG 易患化脓性感染；缺乏 IgM 易患革兰染色阴性细菌引起的败血症。获得性低 Ig 血症，血清中 IgG<5 g/L，引起的原因较多，如有大量蛋白丢失的疾病（剥脱性皮炎、肠淋巴管扩张症、肾病综合征等）、淋巴网状系统肿瘤（如淋巴肉瘤、霍奇金淋巴瘤），中毒性骨髓疾病等。许多药物如青霉胺、苯妥英钠、金制剂等药物也可诱发 Ig 降低。

3.多克隆 γ 球蛋白血症

血清免疫球蛋白（IgG、IgA、IgM）增高常见于各种慢性细菌感染，如慢性骨髓炎、慢性肺脓肿、感染性心内膜炎时，IgG、IgA、IgM 均可增高。子宫内感染时，脐血或生后 2 天的新生儿血清中 IgM 含量可>0.2g/L 或>0.3 g/L。在多种自身免疫病、肝脏疾病（慢性活动性肝炎、原发性胆汁性肝硬化、隐匿性肝硬化）患者可有一种或三种 Ig 升高。结缔组织病尤其在活动期常有 IgG 升高。80％活动性 SLE 以 IgG、IgA 升高较多见。类风湿关节炎以 IgM 升高为主。

4.单克隆 γ 球蛋白（M 蛋白）血症

主要见于浆细胞恶性病变，包括多发性骨髓瘤、巨球蛋白血症等。

二、IgD

(一)概述

IgD 以单体形式存在于血清中,分子量 175 000,血清中含量为 0.04～0.4 g/L,仅占血清总 Ig 的 1%,易被酶解,半衰期 2.8 天,是成熟 B 细胞的重要表面标志。当 B 细胞表达膜表面 IgD(SmIgD)时,受抗原刺激可被激活,故认为 SmIgD 为 B 细胞激活受体。IgD 分子结构类似于 IgG,但不能通过胎盘,也不能激活补体。循环中 IgD 无抗感染作用,功能尚不清楚,但可能与防止免疫耐受及某些超敏反应有关。

(二)检测方法

血清中 IgD 含量很低,10%～50% 正常人血清中的 IgD 用免疫比浊法不能测出,可用 ELISA 双抗体夹心法测定。方法原理是:用抗人 IgD 多克隆或单克隆抗体包被聚苯乙烯反应板微孔,再加入待检血清和酶标记抗人 IgD 抗体,在固相上形成抗体-抗原(IgD)-酶标记抗体复合物,洗去未反应物质,加入酶底物/色原溶液,出现呈色反应,呈色强度反映待测血清中 IgD 水平。

(三)临床意义

正常人血清 IgD 含量波动范围很广,个体差异大,从 0.003～0.4 g/L不等。

IgD 增高见于 IgD 型多发性骨髓瘤。流行性出血热、过敏性哮喘、特应性皮炎患者可见 IgD 升高。怀孕末期,吸烟者中 IgD 也可出现生理性升高。

三、IgE(**总 IgE、特异 IgE**)

(一)概述

IgE 又称反应素或亲细胞抗体,分子量 190 000,单体,是种系进化过程中最晚出现的 Ig,正常人血清中含量很低,且个体差异较大,为 0.03～2.0 mg/L,仅占血清总 Ig 的 0.002%。半衰期 2.5 天。对热敏感,56 ℃条件下 30 分钟可丧失活性。IgE 主要由呼吸道、消化道黏膜固有层中的浆细胞合成,故血清 IgE 浓度并不能完全反映体内 IgE 水平。IgE 对肥大细胞及嗜碱性粒细胞具有高度亲和性,可与细胞表面的高亲和性受体 FcεRI 结合,当变应原再次进入机体时,与致敏的肥大细胞、嗜碱性粒细胞上的 IgE 结合,引发细胞脱颗粒,释放生物活性物质,导致发生 Ⅰ 型变态反应(哮喘、花粉症、变性性皮炎等)。此外,IgE 还有抗寄生虫感染的作用。

(二)检测方法

IgE 测定包括血清中总 IgE 及特异性 IgE 测定。可采用 ELISA 法、速率散射比浊法、放射免疫分析(RIA)、化学发光或电化学发光等方法。特异性 IgE 测定时,检测系统中需引入特异性变应原,可采用酶、荧光免疫法、免疫印迹等方法。

(三)临床意义

正常人血清 IgE 参考值<150 IU/mL(ELISA 法或速率散射比浊法)。

IgE 升高常见于变态反应性疾病(如过敏性鼻炎、外源性哮喘、花粉症、变应性皮炎、慢性荨麻疹)、寄生虫感染、IgE 型多发性骨髓瘤以及 AIDS、非霍奇金淋巴瘤、高 IgE 综合征(Job 综合征)患者。特异性 IgE 升高表明个体对该特异性 IgE 针对的变应原过敏。

四、游离轻链

(一)概述

免疫球蛋白(Ig)轻链分为 κ(Kappa)、λ(lambda)2 个型别。κ 只有 1 型,λ 则有 λ_1、λ_2、λ_3、λ_4 4 个亚型。每个 Ig 分子上只有一个型别的轻链,而不可能是 $\kappa\lambda$ 或 $\lambda_x\lambda_y$。人类 κ 与 λ 的比例为 6:4。轻链是能自由通过肾小球基底膜的小分子蛋白,在肾小管被重吸收,回到血液循环中。因此正常人尿中只有少量轻链存在。当代谢失调和多发性骨髓瘤时,血中出现大量游离轻链(free light chains,FLC),并由尿中排出,即本周蛋白。

(二)检测方法

测定血清游离轻链采用免疫比浊法,最常用速率散射比浊法。

(三)临床意义

血清轻链参考值 κ 型游离轻链 3～19 mg/L;λ 型游离轻链 6～26 mg/L。κ/λ 比值为 0.26～1.65。

测定轻链有助于单克隆轻链病、AL-淀粉样变的早期诊断,也可用于化疗或自身外周血干细胞移植后是否复发的监测。

五、M 蛋白

(一)概述

M 蛋白是单克隆 B 淋巴细胞或浆细胞恶性增殖而大量产生的,在类别、亚类、型、亚型、基因型和独特型方面相同的均一免疫球蛋白。这种均一的蛋白质的氨基酸顺序、空间构象、电泳特性均相同。由于这种蛋白产生于单一的细胞克隆,多出现于多发性骨髓瘤、巨球蛋白血症或恶性淋巴瘤患者的血或尿中,故称为"M蛋白"。

M蛋白血症大致可分为恶性的与意义不明的两类。恶性M蛋白血症见于多发性骨髓瘤(包括轻链病)、重链病、半分子病和不完全骨髓瘤蛋白病(C端缺陷)。意义不明的M蛋白血症(monoclonal gammopathy of undetermined significance,MGUS)有两种,一种是与其他恶性肿瘤(如恶性淋巴瘤)伴发者,另一种即所谓良性M蛋白血症。

(二)检测方法

免疫学检查和鉴定方法对M蛋白血症的诊断起重要作用,通常需先定量检测血清总蛋白,约90%的患者血清总蛋白含量升高(70%的患者>100 g/L),约10%的患者正常甚至偏低(如轻链病)。对异常免疫球蛋白的常用检测方法如下。

1.区带电泳

原理是利用多孔载体将血清蛋白质各种成分分离于不同区带。常用载体有聚丙烯酰胺凝胶电泳(PAGE)、琼脂糖凝胶电泳等。免疫球蛋白(Ig)增殖可见单克隆和多克隆增殖带,后者是宽而浓的区带,扫描后峰形呈钝圆,高/宽<1.0,而M蛋白带(单克隆带)是窄而浓的区带,高而尖的峰形,高/宽>1.0。M蛋白带通常出现在γ区,也可出现在β区或β与γ区之间,少数患者也可在α2区出现(μ链、α链、IgA半分子等)。

2.Ig定量

检测方法参见免疫球蛋白定量测定。一般M蛋白所属Ig含量均显著增高,其他类Ig降低或显著降低。

3.免疫电泳

免疫电泳是一种用于诊断Ig异常的常规方法。原理是电泳时血清中各种蛋白质组分由于静电荷的不同,移动速度不同,被分离于不同的区带。停止电泳后,在电泳平行位置挖槽,加入抗血清扩散,抗原抗体反应后即可在相应位置上形成肉眼可见的沉淀弧。M蛋白的特点是与相应的抗重链血清、抗轻链血清形成迁移范围十分局限的浓密的沉淀弧。

4.免疫固定电泳

待测血清或尿在载体上电泳后,使不同的蛋白质形成电泳位置不同的区带,将特异性抗重链或抗轻链血清加于载体上,抗血清即可与相应的蛋白区带结合(例如抗 Kappa 链抗血清与 Kappa 轻链区带结合),形成抗原抗体复合物,使抗原在电泳位置上被免疫固定,洗涤时不被洗脱,而无关蛋白区带则被洗脱。再用酶标记抗人 Ig 与之反应并随后浸入酶底物/色原溶液中时,被测蛋白区带可呈色。

此法的主要用途为:鉴定迁移率近似的蛋白质组分,如各种 M 蛋白;鉴定 Ig 的轻链;鉴定血液和体液中的微量蛋白。

5.本周蛋白(Bence Jones protein,BJP)检测

本周蛋白是首次由 Henry Bence Jones 于 1846 年发现的一种异常尿蛋白,特点是在酸性条件下,将尿加热到 60 ℃即见蛋白沉淀,在加热到 100 ℃时沉淀溶解,尿又呈现透明。研究证实其本质即 Ig 的轻链(主要以轻链的二聚体形式存在)。检测本周蛋白的定性方法有热沉淀反应法、对甲苯磺酸法(Cohen 法)和免疫固定电泳。定量方法可用速率散射比浊法和 ELISA 法。

(三)临床意义

1.恶性 M 蛋白血症

(1)多发性骨髓瘤(MM):占 M 蛋白血症的 35%～65%,其中 IgG 类占 50%左右,IgA 类占 25%左右,轻链病占 10%～20%,IgD 类占 0.7%～5.7%(平均为1.6%),IgE 类罕见。

(2)Waldenstrom 巨球蛋白血症:占 M 蛋白血症的 9%～14%,以分泌 IgM 蛋白的淋巴样浆细胞恶性增生为特征。

(3)重链病:是一类淋巴细胞和浆细胞的恶性肿瘤或为淋巴样浆细胞的恶性肿瘤,不同于多发性骨髓瘤,也有异于淋巴细胞瘤,而是一种原因不明、合成免疫球蛋白障碍或重链的部分缺失,也可能组装障碍,细胞内只合成不完整片段的一种特种类型。M 蛋白为免疫球蛋白的 Fc 段,已发现 α、γ、μ 和 δ 重链病。

(4)轻链病:相对少见,与多数 M 蛋白血症发病年龄不同的是此病多见于青壮年。血中各免疫球蛋白含量均见减低或正常。血清和尿液均可在 β 区(多在β_2区)出现 M 成分。半数以上患者有严重蛋白尿,每天>2.0 g,BJP 阳性,多数0.2 g/d,且属于 κ 或 λ 某一型。

(5)半分子病:M 蛋白由 Ig 的一条重链和一条轻链构成。现已发现 IgA 类与 IgG 类半分子病。此病临床表现和多发性骨髓瘤相同,唯一不同的是尿中出现的 M 蛋白皆为小分子。

(6)7SIgM 病(Solomen-Kunkel 病):M 蛋白为 IgM 单体。

(7)双 M 蛋白血症：①约占 M 蛋白血症的 1%，其特征为电泳时，在 γ～α₂范围内出现 2 条浓密区带。当用光密度计扫描时可呈现 2 个典型的基底窄、峰形尖锐的蛋白峰；以多发性骨髓瘤和巨球蛋白血症最为多见，也见于粒细胞性白血病、肝病和其他恶性肿瘤。②良性 M 蛋白血症，是指有些患者或正常人，在血清中出现一个或几个高浓度的 M 蛋白，但无临床上的相应表现，长期随访也无多发性骨髓瘤或巨球蛋白血症的证据；发生率与年龄有明显关系，多见于老年人，有人指出，20 岁以上的健康供血员检出 M 蛋白者占 0.1%～0.3%，70 岁以上健康人升至 3%，95 岁以上健康人则接近 20%；良性 M 蛋白血症与多发性骨髓瘤的早期很难区别，但骨 X 线检查一般无溶骨性改变；骨髓穿刺检查，浆细胞或淋巴样细胞一般<5%（多发性骨髓瘤常>20%）。良性 M 蛋白血症中一部分人在若干年后可表现出典型的恶性 M 蛋白血症的特征，因此，对于有良性 M 蛋白血症的人来说，最重要的是长期随访。

第三节 补体检验

一、概述

补体是存在于人和脊椎动物体液中的一组具有酶原活性的糖蛋白。补体系统由三十多种蛋白和细胞受体组成。世界卫生组织委员会于 1968 年和 1981 年先后对补体各成分的命名作出了统一的规定。即以 C 代表补体；Cn 代表某种单个成分，如 C1～C9；Cn 为活化的补体成分，有酶活性或其他生物学活性；Cn 后加小写的英文字母（a、b、c、d）表示补体活化过程中形成的新生片段，如 C3a、C3b 等；Cni 则表示未活化的补体成分。补体旁路活化途径除 C3 外的各成分，均用大写英文字母，如 B 因子、D 因子等表示。这些蛋白活化后形成的片段则以小写字母表示。一般较小的片段用"a"，较大的用"b"，如 Ba，Bb。活性丧失，但其肽链结构未发生变化的成分，则在该成分后加"i"，如 Bbi。某种成分因肽链被水解而丧失活性，但未产生新的片段，则在前冠以"i"，如 iC3b。对于补体受体，则以其结合对象来命名，如 C1rR、C5aR 等，对 C3 片段的受体则用 CR1～5 表示。

补体的大多数成分由肝脏实质细胞和单核、巨噬细胞合成，内皮细胞、肠道上皮细胞及肾小球细胞等也可少量合成。人血清中的补体总含量占血清总蛋白的 5%～6%，个体血清补体水平一般不因免疫而有较大波动，只是在某些疾病状态下才有变化。

不同成分的补体分子量差别较大，电泳迁移率亦不同，多数分布于 β 区，少部分位于 α 区和 γ 区。补体多种成分均不耐热，0～10 ℃中活性仅可保存 3～4 天，51 ℃持续 35 分钟，55 ℃持续 12 分钟，61 ℃持续 2 分钟可被灭活。强烈振荡、酸、碱、醇、醚、氯仿、胆盐、紫外线或 α 粒子照射等因素均可使补体失活。体外实验时常用动物血清作为补体的来源，豚鼠血清中补体各成分含量最为丰富，溶血能力最强，又易获得，因此，最常用于溶血性实验。

补体系统主要通过三类功能成分表达生物学活性和自我调控反应，即参与补体级联反应的各种固有成分、补体调控分子及补体受体等。生理情况下，循环中的补体成分均以非活化的酶前体形式存在，在遇相应激活物质刺激后，补体系统可通过传统途径、旁路途径和凝集素途径活化，在活化的级联反应中发挥各种生物学效应。补体的主要作用方式：①溶解靶细胞，包括血细胞、肿瘤细胞、细菌和包膜病毒等；②介导调理吞噬，补体裂解片段被覆于细胞或外来颗粒性抗原上，与吞噬细胞表面的相应受体结合，促进吞噬作用；③调节炎症和免疫反应，如趋化炎性细胞、免疫黏附等作用；④有利于调节细胞的生物学活性，补体结合至细胞可引起细胞活化乃至分化，结合抗原则有利于其与细胞上的相应抗原受体结合，呈递抗原。补体的这些作用在体内具有两面性，既参与免疫防御、免疫调控等正常免疫反应，也参与对组织的免疫病理损伤。补体成分如 C2、C4、C3、C6、Bf 等存在着高度的遗传多态性，且几乎所有的补体蛋白都可能发生遗传缺陷。因此检测体内补体成分的活性及含量，了解补体系统的变化状况，有助于对临床多种疾病的诊断、鉴别、治疗及发病机制的研究。

二、检测方法

检测补体的方法主要包括对补体活性的测定和补体成分的测定。活性测定可反映补体功能，通常用 50%溶血法测定血清中补体通过经典途径活化和旁路激活途径活化的程度。补体各成分的定量测定多用免疫化学法，如比浊法、琼脂单向扩散试验、火箭电泳法或交叉免疫电泳法等。亦可用化学发光法或间接免疫荧光法和流式细胞仪检测 C1 酯酶抑制物活性(C1-INH)或细胞膜补体受体等。

(一)补体经典活化途径

1.总补体溶血活性(CH$_{50}$)测定

(1)原理:特异性抗体致敏绵羊红细胞(SRBC)形成的复合物，能激活血清中的补体 C1,引起补体成分的级联反应,使 SRBC 发生溶血,根据溶血程度可判定补体总活性。当红细胞和溶血素量一定时,在限定的反应时间内,溶血程度与补体量及活性呈正相关,但非直线关系而是 S 形曲线关系,在接近 50% 溶血(CH_{50})时,二者之间近似直线关系,故以 50% 溶血作为最敏感的判定终点,称为50% 溶血试验,即 CH_{50}(50% complement hemolysis)。以引起 50% 溶血所需的最小补体量为一个 $CH_{50}U$,可计算出待测血清中总的补体溶血活性。此法检测的溶血率与补体多个成分的含量和功能有关,C1～C8(此试验中,溶解绵羊红细胞不需要 C9 参与)任何一个成分缺陷均可使 CH_{50} 降低。但单个补体成分的含量波动可能对试验结果影响不明显。

(2)方法:将新鲜待测血清作系列不同浓度稀释后,各管定量加最适浓度溶血素致敏的绵羊红细胞悬液,温育后,用光电比色计测定各管的吸光度(A)值,以代表溶血时所释放的血红蛋白量($A_{541\,nm}$),取与 50% 溶血的标准管相近的二管读取 A 值,以最接近 50% 溶血标准管的一管,计算 50% 溶血的总补体活性值。

补体的 CH_{50} 正常参考值应根据各实验室应用的方法检测一定数量健康人后确定。一般正常人为(170 ± 70)U/mL。

2.微量 CH_{50} 测定

(1)原理:与上述试管法同,操作较简便快速。

(2)方法:在微量血凝反应板上操作,将待测血清连续双倍稀释后加入致敏SRBC,与对照孔红细胞沉积圆点比较,以引起致敏 SRBC 发生 50% 溶血孔(此时检测孔红细胞沉积圆点与对照孔大小相同)作为终点,依此判定待测血清中补体效价。

正常参考值:1:4～1:32。

3.临床意义

CH_{50} 异常可见于临床多种疾病。通常以活性下降临床意义较大。CH_{50} 降低且伴补体 C4 含量下降、C3 水平正常或下降时,多反映补体以传统途径活化异常为主的疾病,如 SLE、血清病、遗传性血管神经性水肿、弥散性血管内凝血、获得性 C1-INH 缺陷、急性病毒性肝炎早期、冷球蛋白血症、皮肤血管炎、疟疾、登革热、自身免疫性溶血性贫血等。若 CH_{50} 降低,C3 亦降低,C4 正常,则该疾病的补体活化以旁路途径为主,如膜增殖性肾小球肾炎、急性肾小球肾炎、内毒素性休克等。CH_{50} 增高常见于风湿热、Reiter 综合征、银屑病关节炎、皮肌炎、结节性动脉周围炎、全身性硬化症(PSS)、白塞病、结节病、盘状红斑狼疮以及急、慢性感染等。

(二)补体旁路途径溶血活性的测定(AP-H$_{50}$)

1.原理

利用未致敏的家兔红细胞(RE)具有激活 B 因子,引起补体旁路途径(AP)活化的特点。试验先用乙二醇双(α-氨基乙基)醚四乙酸(ethylene glycol bis-a-mino tetracetate,EGTA)螯合待检样本中的 Ca^{2+},封闭 C1 的作用,避免补体经传统途径活化。RE 激活 B 因子引起 AP 活化,导致兔红细胞损伤而发生溶血。此试验是反映参与补体旁路途径活化的成分,即补体 C3、D 因子、B 因子、P 因子以及 C5~C9 活性的一项较简便的方法。

2.方法

与 CH$_{50}$方法类似。结果以引起 50% 溶血所需的最小补体量为一个 AP-H$_{50}$U,可计算出待测血清中补体旁路途径溶血活性。

正常参考值:(22±3.0)U/mL。

3.临床意义

AP-H$_{50}$测定对非特异性感染的免疫功能及自身免疫性病理损伤的观察与分析具有重要意义。某些类型的慢性肾炎、肾病综合征、肿瘤、感染、某些自身免疫病等时 AP-H$_{50}$活性可显著增高,而肝硬化、慢性活动性肝炎、急性肾炎则明显降低。

(三)单个补体成分测定

人类补体系统中补体蛋白的遗传缺陷或获得性缺陷,与临床多种疾病密切相关。根据检测方法和临床应用,世界卫生组织(WHO)和国际免疫学会报告,30 多种补体成分中通常需检测的主要是 C3、C4、C1q、B 因子和 C1 酯酶抑制物等成分。

1.补体 C3 测定

(1)概述:C3 是一种 β$_1$球蛋白,沉降系数 9.5S,相对分子质量为 180 000,含糖量约占 2.2%,是补体系统中血清含量最丰富的成分,在补体活化的传统途径、旁路途径和凝集素途径中均起关键作用。C3 主要由肝实质细胞合成并分泌,少量由巨噬细胞和单核细胞合成。完整的 C3 分子不具有生物学活性,由 α 和 β 两条多肽链构成。α 链含 998 个氨基酸残基,分子量 110 000;β 链含 669 个氨基酸残基,分子量 70 000。两条链由多个二硫键连接,呈平行排列。

C3 可被不同的补体活化途径形成的 C3 转化酶作用而活化。传统途径(CP)的 C3 转化酶是由抗原抗体复合物激活的,作用于 C4、C2 形成。旁路途径(AP)的 C3 转化酶有两种,起初由激活物结合 C3b(C3 生理性少量自发裂解或在传统途径中裂解产生的 C3b)开始,当 C3b 与 B 因子(Bf)结合并被活化的 D 因子(Df)分解 Bf 成 Bb、Ba 时,由此形成初期的 C3 转化酶 C3bBb。这种转化酶不稳定,当与 P 因子结合后,可形成较稳定的具有正反馈环扩大作用的 C3 转化酶,这种转化酶能裂解 C3 产生更多的 C3b。凝集素途径中(LP,参见甘露糖结合凝集素),甘露糖结合凝集素(MBL)活化 C3 与 MBL 相关丝氨酸蛋白酶(MASPs)1、2 和 3 组成的功能性复合物作用有关。MASP2 具有补体经典途径的 C1 酯酶活性,对裂解 C4 起作用。甘露糖配体-MBLMASP-2 构成的复合物(无须MASP-1)能活化 C4、C2,形成 C3 转化酶;而有 MASP-1 连接的复合物,则可直接裂解 C3,产生 C3b 片段激活补体替代途径。C3 经活化后,多种功能即由各种裂解的片段表现出来。

(2)方法:测定 C3 含量的常用方法主要有单向免疫扩散法和免疫比浊法,亦可用 ELISA 法。免疫比浊法又分散射比浊法和透射比浊法两类,两类中又都分终点法和速率法 2 种。人血清中 C3 正常参考值为(1.14±0.54)g/L。

2.补体 C4 测定

(1)概述:C4 是参与补体传统途径活化的成分,相对分子质量为 200 000。C4 分子由三条肽链以二硫键相连,分子质量分别为 93 000(α 链),78 000(β 链)和 33 000(γ 链)。C4 合成于肝细胞和巨噬细胞中,先呈单链结构合成,后经两次细胞内蛋白酶解形成含三个亚基的分泌型C4(C4^s),分泌于细胞外,经再一次酶解后成为血浆型C4(C4^p)。C4^s 和 C4^p 溶血活性相等,易被调节酶 C4 结合蛋白(C4bp)和因子 I,即 C3b 灭活剂 C_3b(INA)降解。传统途径活化时,C4 被 C1s在 α 链处裂解出一小片段 C4a 和较大片段 C4b(含β 链、γ 链和大部分 α 链)。C4a 为一弱过敏毒素,对 pH、热、高浓度盐有较大耐受性。C4b 的大部分以无活性形式游离于液相中,小部分亚稳肽 C4b 则以共价键与靶细胞膜受体结合,并与活化的 C2a 结合形成 C3 转化酶,继续补体的级联反应。C4 在激活补体,促进吞噬,防止免疫复合物沉淀和中和病毒等方面发挥作用。

(2)方法:测定 C4 含量的方法同 C3 含量的测定。人血清中 C4 正常参考值为(0.4±0.2)g/L。

3.C1q 测定

(1)概述:C1q 是补体 C1 的组成成分,电泳位置在 γ 区带。循环中的 C1 为大分子蛋白复合体,由 5 个亚单位组成,即 1 个 C1q,2 个 C1r 和 2 个 C1s。其中C1q 起识别作用,C1r 和 C1s 具备催化功能。

C1q 相对分子质量为 410 000,有 18 条多肽链通过二硫键相连接。每 3 条多肽链为一个亚单位,构成螺旋状,形成似 6 个球形体组成的花冠样结构。C1q

的头部能够直接结合 Ig 的 Fc 段,与 IgG 和 IgM 的结合分别在 CH2 和 CH3 区。C1q 启动补体系统活化时必须结合两个以上的 Fc,因此,不同类 Ig 抗体导致的补体活化程度有所差别。IgM 类抗体同时有 5 个 Fc 段可供 C1q 结合,一个与抗原结合的 IgM 分子即可启动补体的传统活化途径。而 IgG 类抗体浓度需达到 $10^2 \sim 10^3$,才能引起 C1q 作用。

(2)方法:测定 C1q 含量,可用单向免疫扩散法、免疫比浊法和 ELISA 法等。人血清中 C1q 含量 5 岁前随年龄递增,5 岁后达成人水平,约为 0.15 g/L。

4.B 因子测定

(1)概述:B 因子是参与补体旁路途径活化的主要成分,是一种不耐热的 β 球蛋白,50 ℃持续 30 分钟即可失活。在旁路活化途径中,B 因子被 D 因子裂解成 2 个相对分子质量为 60 000 和 33 000 的 Bb 和 Ba 片段,Bb 与 C3b 结合构成旁路途径的 C3 转化酶和 C5 转化酶。Ba 可抑制 B 细胞增殖。

(2)方法:检测 B 因子的含量可采用单向免疫扩散法、免疫比浊法、火箭免疫电泳法等方法。正常人血清中 B 因子含量参考值为 0.20 g/L。

5.补体成分测定的临床意义

补体成分异常分先天性和获得性两类。

(1)补体遗传缺陷:大多数补体成分均可能发生遗传缺陷。C1-INH 缺陷可导致遗传性血管神经性水肿。C1～C9 及其他成分的缺陷与自身免疫病及反复感染等疾病有关。

(2)获得性补体异常。①高补体血症:多数补体成分尤其是 C3、C4、B 因子和 C1-INH 等在机体急性期反应时可增高,急性炎症、组织损伤如风湿热急性期、结节性动脉周围炎、皮肌炎、心肌梗死、伤寒、痛风、赖特综合征和各种类型的多关节炎,非感染性慢性炎症状态如类风湿关节炎、妊娠时,补体成分含量可高于正常时的 2～3 倍。②低补体血症:免疫复合物导致的补体消耗增多,系统性红斑狼疮(SLE)、药物性红斑狼疮(LE)、肾脏疾病如 Ⅰ 型、Ⅱ 型膜增殖性肾小球肾炎(MPGN)、感染后肾小球肾炎(GN)、慢性活动性肾小球肾炎、荨麻疹性脉管炎综合征(HUVS)、类风湿关节炎、冷球蛋白血症、遗传性免疫球蛋白缺乏、突眼性甲状腺肿、甲状腺炎、肝脏疾病、回-空肠吻合、恶性肿瘤化疗、AIDS、多发性骨髓瘤等;应注意有些免疫复合物引起的肾病很少甚至没有补体下降,如过敏性紫癜中的肾小球病、IgA 肾小球病、C1q 肾小球病、膜性肾病(原发性、药物性或恶性肿瘤引起)及脑出血-肾炎综合征;合成不足,急、慢性肝炎、肝硬化或肝癌、严重营养不良等;大量丧失:大出血、大面积烧伤及肾病综合征等。

第八章　生物安全实验室建设

第一节　实验室生物安全概述

广义的生物安全问题是指与生物有关的各种因素（主要包括天然生物因子及其变异，如生物武器、生物恐怖、重大传染病的暴发流行、微生物的变异、遗传修饰生物体、生物技术的负效应等），对社会、经济、人类健康及生态环境所产生的危害或潜在风险。因此，生物安全问题也是国家公共安全问题的重要组成部分。实验室生物安全渊源已久。19世纪末已有实验室相关性霍乱、破伤风和伤寒感染等的报道。1941年Meyer和Eddie报道，实验室工作人员因处理微生物或标本时吸入含有布鲁菌的灰尘而引发了实验室相关布鲁菌感染。1949年，Sulkin和Pike第一次对实验室感染进行系统性调查，报道了222例病毒性感染病例，其中仅有27例（12.2%）感染由已知事故导致。在随后的近20年里，他们对3 921例感染者的资料分析结果表明，有近20%的感染病例与已知事故有关；对不明原因的实验室感染进一步分析认为，有65%以上的感染是由微生物气溶胶引起的，病原微生物形成的感染性气溶胶在空气中扩散，实验室工作人员可因吸入被污染的空气而感染发病。20世纪70年代以来，在实验室开展病原微生物的检测、基因工程药物和疫苗研制等相关研究时，研究人员在处理致病微生物时，或处理微生物产生的产物时，或处理基因重组中产生的可能具有潜在生物危害的新的未知基因时，研究人员发生感染的情况时有发生。实验室感染大部分是由细菌引起，其次为病毒和立克次体。布鲁菌病、伤寒和Q热等是最常见的由实验室病原微生物引起的疾病。近年来新加坡、中国台湾以及北京相继发生实验室病毒泄漏而造成人员感染事件，这些事件已使得实验室生物安全隐患变成了现实危害，而且这些隐患不仅仅是实验室的局部问题，已涉及环境安全（如危害物的泄漏、排放等)和社会安全(如危险品的逸出、丢失等),引起了世界范围内的广泛关注。

一、生物危害

(一)生物危害的概念

生物危害是指各种生物因子对人、环境和社会造成的危害或潜在危害。有害生物因子是指那些能够对人、环境和社会造成危害作用的病原微生物、高等动植物的毒素和变应原、微生物代谢产物的毒素和变应原、基因改构生物体、生物战剂等。实验室生物危害是指在实验室进行感染性致病因子的科学研究过程中,对实验室人员造成的危害和对环境的污染。

(二)生物危害的来源

1.来源于人和动物的各种致病微生物

公元 5 世纪下半叶,鼠疫杆菌从非洲侵入中东,而后到达欧洲,造成大约 1 亿人死亡,甚至导致拜占庭帝国(即东罗马帝国)的衰亡;1933 年猪瘟在中国传播流行,造成 920 万头猪死亡;1996 年疯牛病祸害英国,直接经济损失在 156 亿美元以上;1997 年中国香港发生禽流感事件,宰杀了 140 万只鸡,仅赔偿鸡农、鸡贩的损失就达 14 亿港元;2003 年在我国暴发的严重急性呼吸综合征(severe acute respiratory syndrome,SARS)和 2004 年开始在全球范围内流行的禽流感,给人民生命健康、社会经济和稳定均带来了严重的影响。

2.来自外来生物的入侵

当外来物种在自然或半自然的生态系统或环境中建立了种群,进而改变或威胁本地生物多样性时,就成为外来入侵种。历史上不少引进的外来生物使当地人得益,但也有许多引入外来生物导致农作物和牲畜死亡,并且引起生物多样性下降乃至丧失,从而严重危害环境生物安全,也称为"生物污染"。随着国际贸易、旅游和科技交流的增加,人员交往频繁,很有可能把原来我国没有的传染病传入国内。如传染病可通过旅行者无意中带入或通过有意或无意引进的动物而传播等。

3.来自转基因生物可能的潜在危害

转基因生物就是利用现代生物重组 DNA 技术将分离克隆的单个或一组基因转移到某一种生物,对物种进行遗传改造。转基因微生物从某种意义上说也属于外来生物,转基因的病原体在为科学家提供研究方面的同时,也可能引发病原体的基因变异而导致病原体的致病性加强,疾病难以防治,加上人们多无特异性免疫,容易造成疾病的流行。转基因农作物是否对人体健康具有潜在危害,目前尚无科学的可靠的证据。但是转基因技术是一把双刃剑,转基因生物有可能对人类健康和环境构成极大的影响。自 1998 年 8 月英国 Aberdeen 的 Rowett 研究所 Pusztai 发现老鼠食用转基因土豆之后免疫系统受到破坏,转基因生物的安全性评价成为人们日益关注的焦点。

4.来自生物恐怖事件

生物恐怖指恐怖主义分子基于某种政治目的,利用致病性微生物或毒素等作为恐怖袭击武器,通过一定的途径散布致病性细菌、病毒等,造成烈性传染病的暴发、流行,导致人群发病和死亡,以达到引起人心恐慌、社会动乱的目的而进行的罪恶活动。恐怖主义分子利用的生物战剂即用作伤害人和动植物的致病微生物及其产生的毒素,其中危险性和毒性最大、传染性最强的生物战剂是由鼠疫杆菌、天花病毒和炭疽杆菌等制造成的。2001 年美国"9·11"事件后又遭受炭疽恐怖事件,于 10 月 5 日起,在佛罗里达、纽约、新泽西州陆续出现了由邮递白色粉末引发的 13 例炭疽病例和感染者,至今已发现 45 例感染者,其中 5 人死亡。

二、生物安全

(一)实验室生物安全的概念

实验室生物安全是指避免危险生物因子造成实验室人员暴露,向实验室外扩散并导致危害的综合措施。生物安全与生物危害是相对应的一个概念,其与危险评价密切相关。

生物安全贯穿于实验的整个过程,从取样开始到所有潜在危险材料被处理。生物安全面临的对象主要包括实验者本人、操作对象(如动物)、实验者本人身边的人和环境。

实验室生物安全是指以实验室为科研和工作场所时,实验室的生物安全条件和状态不低于容许水平,可避免实验室人员、来访人员、社区和环境受到不可接受的损害,符合相关法规、标准等对实验室生物安全责任的要求。

(二)生物安全的相关术语

1.生物因子

微生物和生物活性物质。

2.风险

危险发生的概率及其后果严重性的综合。

3.风险评估

评估风险大小以及确定是否可容许的全过程。

4.风险控制

为降低风险而采取的综合措施。

5.危险

可能导致死亡、伤害或疾病、财产损失、工作环境破坏或这些情况组合的根源或状态。

6.危险识别

识别存在的危险并确定其特性的过程。

7.事故

造成死亡、疾病、伤害、损坏或其他损失的意外情况。

8.事件

导致或可能导致事故的情况。

9.气溶胶

固体和/或液体微小粒子悬浮于气体介质中形成的相对稳定的分散体系。其中的气体介质称为连续相,通常为空气;微粒称为分散相,其成分复杂,大小不一,其粒径一般为 $0.001\sim100\ \mu m$,是气溶胶研究的对象。微粒为液体的称为液体气溶胶。

10.高效空气过滤器(high efficiency particulate air filter,HEPA)

通常滤除 $\geqslant 0.3\ \mu m$ 微粒,滤除效率符合相关要求的过滤器。其中效率不低于 99.9% 为 A 类、不低于 99.99% 为 B 类、不低于 99.999% 为 C 类高效过滤器。

11.缓冲间

设置在被污染概率不同的实验室区域间的密闭室,需要时,设置机械送风/排风系统,其门具有互锁功能,不能同时处于开启状态。

12.气锁

具备机械送风/排风系统、整体消毒条件、化学喷淋(适用时)和压力可监控的气密室,其门具有互锁功能,不能同时处于开启状态。

13.定向气流

从污染概率小区域流向污染概率高区域的受控的气流。

14.实验室防护区

实验室的物理分区,该区域内生物风险相对较大,需对实验室的平面设计、围护结构的密闭性、气流,以及人员进入、个体防护等进行控制的区域。

15.生物安全柜(biological safety cabinet,BSC)

是生物安全实验室中极为重要的设备,为具备气流控制及高效空气过滤装置的操作柜,可有效降低实验过程中产生的生物性气溶胶对操作者和环境污染的风险。

16.个人防护装备(personal protective equipment,PPE)

人们在实验室进行科研活动过程中,用于防止人员个体受到生物性、化学性或物理性等危险因子伤害的器材和用品。

第二节　实验室生物安全风险评估

实验室生物安全风险评估是生物安全实验室建设、运行与规范化管理的需要。进行生物因子研究的实验室应当进行风险评估。当实验室活动涉及致病生物因子时,必须进行风险评估,当改变实验活动时,应当进行再评估。

一、风险评估的组织机构与程序

根据 GB 19489-2008《实验室生物安全通用要求》的规定,实验室应当制定风险评估的政策和程序。我国生物安全实验室管理已有健全的组织机构、规章制度与法律依据。全国人大常委会授权国家主席签发的"主席令"等法律法规和国务院总理签发的行政管理规定代表了国家最高级别的组织管理。另外,国家和地方政府各有关部门也设有专门的管理机构,制订了健全的管理制度,同时还有相应的专家委员会负责具体技术管理工作。GB 19489-2008《实验室生物安全通用要求》列出的风险因素有 7 个方面 18 条要求。如与病原微生物有关的风险评估、与实验室仪器及与实验室安全环境有关的风险评估等。因此,具有相关资质的专门单位和部门代表了国家对不同风险内容的评估,如中国建筑设计院出具的实验室建筑设计评估报告代表了国家对实验室建筑设计方面的安全评估要求。在各项风险评估达到国家标准要求后,生物安全实验室提出认定评估申请,并提交相关技术资料,首先由中国合格评定国家认可中心对生物安全实验室进行认定,然后由国家有关职能部门对实验室是否能从事实验室相关活动的资格进行认定审批。高级别的生物安全三级、四级实验室认定评估由国家相关组织机构执行,生物安全二级实验室由地方政府设立的相关组织机构进行评估备案管理。实验室所属上级部门是实验室生物安全管理与评估的直接责任单位,生物安全实验室责任人和专家委员会负责本实验室风险评估,必要时,可邀请实验室外相关专家参加评估。在国外,均有相关组织机构与制度,如美国生物安全协会、WHO制订的《实验室生物安全手册》等。

风险评估由实验室负责人根据实验活动提出,成立风险评估专家组对实验活动进行评估,写出评估报告,实验室安全委员会、责任人和实验项目负责人根据评估报告再进行风险控制措施的修订和再评估,然后由实验室负责人决定实验活动的开展与否。当实验室发生事故,人员、设备或者实验项目变化时,应当停止实验活动,重新进行风险评估。

二、风险评估的标准与内容

生物安全实验室风险评估依据国家及其相关部门制订的法规、管理条例和技术标准为准则,如以我国颁布的《中华人民共和国传染病防治法》、GB 19489-2008《实验室生物安全通用要求》和《病原微生物实验室生物安全管理条例》,WHO颁布的《实验室生物安全指南》等为依据开展评估工作。风险评估包括与病原微生物有关的风险评估、与实验动物有关的风险评估、与实验人员有关的风险评估、与实验室活动有关的风险评估、与实验室仪器设备有关的风险评估、与实验室生物安全环境有关的风险评估和实验室管理制度有关的风险评估等内容。

当实验室活动涉及致病性生物因子时,实验室应进行生物安全风险评估。风险评估应考虑下列内容。

(1)生物因子已知或未知的特性,如生物因子的种类、来源、传染性、传播途径、易感性、潜伏性、剂量效应(反应)关系、致病性(包括急性与远期效应)、变异性、在环境中的稳定性、与其他生物和环境的交互作用、相关实验数据、流行病学资料、预防和治疗方案等。

(2)适用时,实验室本身或相关实验室已发生的事故分析。

(3)实验室常规活动和非常规活动过程中的风险(不限于生物因素),包括所有进入工作场所的人员和可能涉及的人员(如合同方人员)的活动。

(4)设施、设备等相关的风险。

(5)适用时,实验动物相关的风险。

(6)人员相关的风险,如身体状况、能力、可能影响工作的压力等。

(7)意外事件、事故带来的风险。

（8）被误用和恶意使用的风险。

（9）风险的范围、性质和时限性。

（10）危险发生的概率评估。

（11）可能产生的危害及后果分析。

（12）确定可接受的风险。

（13）适用时,消除、减少或控制风险的管理措施和技术措施,及采取措施后残余风险或新带来风险的评估。

（14）适用时,运行经验和所采取的风险控制措施的适应程度评估。

（15）适用时,应急措施及预效果评估。

（16）适用时,为确定设施设备要求、识别培训需求、开展运行控制提供的输入信息。

（17）适用时,降低风险和控制危害所需资料、资源（包括外部资源）的评估。

（18）对风险、需求、资源、可行性、适用性等的综合评估。

除上述内容外,化学、物理风险、电气、火灾、水灾、自然灾害等也是应该考虑的要素。风险分为可以接受风险和不可以接受风险。

三、风险评估的原则

实验室生物安全风险评估应按照下述原则与要求进行,并形成书面文件,严格遵守执行。

（1）应事先对所有拟从事活动的风险进行评估,包括对化学、物理、辐射、电气、水灾、火灾和自然灾害等的风险进行评估。

（2）风险评估应由具有经验的专业人员（不限于本机构内部的人员）进行。

（3）应记录风险评估过程,风险评估报告应注明评估时间、编审人员和所依据的法规、标准、研究报告、权威资料和数据等。

（4）应定期进行风险评估或对风险评估报告复审,评估的周期应根据实验室活动和风险特征等确定。

（5）开展新的实验室活动（如增加新的菌种、毒种等）或欲改变经评估过的实验室活动（包括相关设施、设备、人员、活动范围、管理等）,应事先或重新进行风险评估。

（6）操作超常规量或从事特殊活动时,实验室应进行风险评估,以确定其生物安全防护要求,适用时,应经过相关主管部门的批准。

（7）当发生事件、事故等时,应重新进行风险评估。

(8)当相关政策、法规、标准等发生改变时,应重新进行风险评估。

(9)采取风险控制措施时宜首先考虑消除危险源,然后再考虑降低风险(降低潜在伤害发生的可能性或严重程度),最后考虑采用个体防护装备。

(10)危险识别、风险评估和风险控制的过程不仅适用于实验室、设施设备的常规运行,而且适用于对实验室、设施设备进行清洁、维护或关停期间。

(11)除考虑实验室自身活动的风险外,还应考虑外部人员活动、使用外部提供的物品或服务所带来的风险。

(12)实验室应有机制监控其所要求的活动,以确保相关要求及时并有效地得以实施。

(13)实验室风险评估和风险控制活动的复杂程度决定于实验室所存在危险的特性,适用时,实验室不一定需要复杂的风险评估和风险控制活动。

(14)风险评估报告应是实验室采取风险控制措施、建立安全管理体系和制定安全操作规程的依据。

(15)风险评估所依据的数据及拟采取的风险控制措施、安全操作规程等应以国家主管部门和世界卫生组织、世界动物卫生组织、国际标准化组织等机构或行业权威机构发布的指南、标准等为依据;任何新技术在使用前应经过充分验证,适用时,应得到相关主管部门的批准。

(16)风险评估报告应得到实验室所在机构生物安全主管部门的批准;对未列入国家相关主管部门发布的病原微生物名录的生物因子的风险评估报告,适用时,应得到相关主管部门的批准。

第三节　生物安全实验室建设的原则和意义

一、生物安全实验室建设的原则

生物实验室往往涉及有害生物因子,为降低或消除致病微生物和/或高致病微生物对人和环境可能造成的危害,必须加强生物安全实验室的建设,保障实验室人员和公众的健康和生命安全。建设生物安全实验室应遵循以下原则。

（一）科学原则

1.屏障要求

在生物安全实验室从事相关操作时,把病原体围场在一定的空间范围内,使其尽量避免暴露在开放的环境中,并且操作者间接对其操作(如手套、机械手等),同时在围场内接触的空气和水体经过处理后排放。

2.过滤要求

在围场(包括生物安全柜等安全设备和实验室建筑等硬件)内接触的空气均视为污染的有害物质,将实验室内的空气经过 HEPA 过滤器过滤后或经其他方式净化后,才能进行排放,有助于保护环境。

3.消毒灭菌要求

实验室内污染区和半污染区的一切物品,包括空气、水体和所有的表面(仪器)等均应被视为污染、有危害的。因此,都要对这些物品进行消毒处理,尤其是对实验后的废液、器材和手套等务必严格处理。废液废物在拿出实验室之前必须彻底灭菌。此外,在实验完成并撤离实验室的过程中,每一步均进行有效的消毒灭菌,防止有害生物因子的泄漏。

4.个人防护要求

由于物理屏障的作用不可能是百分之百的可靠,一旦操作中有所疏漏,也将造成极大的危险,所以按照标准严格做好个人防护非常必要。个人防护应适宜、科学。

（二）安全原则

保障安全是生物安全实验室建设的直接目的,因此,建造中一切不利安全的设计都应取缔,一切与生物安全有冲突的参数设计都应以服从生物安全的要求为基准。如:净化要求要服从安全,使用方便服从安全,节约服从安全,人性化服从安全等。

（三）预防原则

任何从事病原微生物的实验活动,应对实验室感染都应遵循预防为主的原则,注意把握好三个环节。

(1)实验室应使用经过生物和物理检测且合格的生物安全柜、排风过滤器和高压蒸汽灭菌器等,确保达到零泄漏。

(2)通过对实验过程的安全监测,应及时发现问题并及时采取有效的预防和改进措施。

（3）一旦发现有实验室感染的征兆，应及时采取有效的隔离治疗措施，以防止出现二代病例。

（四）管控原则

生物安全实验室建设之初应做好对拟从事的病原微生物和研究内容的危险度评估，一定要有科学、合理的总体构思和概念设计，在此基础上应根据操作过程的梗概进行平面布局工艺设计，然后再进行空调通风和电控等的具体设计。

国内的生物安全实验室一定要按照国务院发布的《病原微生物实验室生物安全管理条例》进行管理。该条例对致病微生物的管理原则是病原微生物是分类管理，实验室是分级管理。

不同等级的生物安全防护实验室对于安全操作规程有各自的要求，主要包括标准的安全操作规程和特殊的安全操作规程。针对不同的微生物及其毒素应补充规定相应的特殊的安全操作规程。致病微生物及其毒素在实验室之间的传递必须严格按照国家现行有关管理办法执行。

（五）实用原则

实验室建造在保证安全的前提下，应考虑工作过程中活动合理方便的问题。故此，在制订方案时应该征求使用人的意见。

二、生物安全实验室建设的意义

随着时代的发展，人们愈来愈认识到实验室生物安全的重要意义。具体表现在以下几个方面。

（一）提高实验室突发事件应对能力的需要

生物安全实验室的直接目的是保证研究人员不受实验因子的伤害，保护环境和公众的健康，保护实验因子不受外界因子的污染。为此，在开展实验室相关工作中，应首先建立科学、安全的研究病原微生物的平台，贯彻国务院颁布的《病原微生物实验室生物安全管理条例》，提高实验室突发事件的应对能力，降低和避免实验室感染等突发事件的发生。

（二）提升 GOARN 监测网络效力的需要

GOARN 监测网络是 WHO 建立的全球传染病突发预警和应对的网络（global outbreak alert and response network，GOARN），其中实验室网络建设至关重要。它是成员国内、地区、实验室、国际组织等形成的专业技术协作网络。随着世界环境的新变化，我们也面临着传染病的新挑战。近 20～30 年，不但有一些传染病的发病率居高不下,而且一些曾被控制的传染病有死灰复燃之势,并且不断有新发传染病出现。如 2002 年 11 月中旬在广东开始出现的 SARS 正是敲响了生物危害的警钟。尤其对于某些新出现的传染病,如埃博拉出血热、马尔堡出血热、拉沙热等,目前都是无法治疗的烈性传染病。凡此种种,我们必须加强生物安全防护能力的建设,通过有效利用各方面的资源,强化生物安全实验室的建设,将提升 GOARN 监测网络的运行效力,提高应对传染病对人群健康威胁的能力,抵御突发传染病的全球传播。

(三)优化利用生物技术的需要

随着现代科学技术的发展,世界上出现了越来越多的转基因生物,这些生物正是利用分子生物学技术,通过将某些生物的基因转移到其他物种中,从而改变生物的遗传物质,使得那些遗传物质得到改造的生物在性状、营养和消费品质等方面向人类需要的目标转变。转基因技术所能带来的好处是显而易见的,自第一种转基因生物诞生之日起,人类有关转基因技术和转基因食品安全性的争论就从未停止过。转基因技术是把双刃剑。由此可见,加强生物安全意识和提高生物安全水平,优化生物技术的利用平台,将使得生物技术真正能为人类造福。

第四节 生物安全实验室的主要设备及其应用

生物安全实验室需要一些防止、减少实验操作中感染性气溶胶、溅出物、废弃物等对实验室环境及人员造成感染性机会的仪器设备,如生物安全柜、灭菌器等。本节主要介绍这些设备的工作原理、使用及操作流程。

一、生物安全柜

生物安全柜(biological safety cabinet,BSC)是实验室主要的物理隔离设备,是为操作原代培养物、细菌、病毒株以及诊断性标本等具有感染性的实验材料时,用来保护实验室人员、实验室环境和实验材料,避免或减少操作过程中可能产生的感染性气溶胶和溅出物造成实验人员感染而设计的负压过滤排气柜。

(一)生物安全柜的概述

生物医学科技的不断发展,实验室工作的重要性也得到不断体现,但由于各种原因发生的实验室感染,对于实验室人员和实验室环境,乃至更广泛人群和环境将造成极大的威胁。譬如,当摇动、倾注、搅拌或将感染性液体滴加到固体表面上或另一种液体中,或对感染性液体进行离心时,均有可能产生气溶胶。对琼脂板画线接种细菌、用吸管接种细胞培养瓶、利用加样器将感染性试剂的混悬液转移到微量培养板中、对感染性物质进行匀浆及涡旋振荡等过程,都有可能产生感染性气溶胶。由于这种直径<5 μm 的气溶胶及直径 5~100 μm 的微小液滴肉眼无法看到,所以实验室工作人员通常意识不到这种颗粒的存在,并可能由于吸入感染性颗粒或交叉污染工作台面的其他材料,而造成实验室感染。正确使用生物安全柜可以有效减少研究者的实验室获得性感染以及培养物交叉污染,同时也能够保护环境和实验对象。

随着人们实验室生物安全意识的提高,生物安全柜的应用日益广泛。多年以来,生物安全柜的基本设计已经历了多次改进,其主要变化分别表现在排风系统和送风系统。一方面是排风系统增加了高效空气过滤器(high efficiency particulate air filter,HEPA),对于直径为 0.3 μm 的颗粒,HEPA 可以截留99.97%,而对于更大或更小的颗粒,则可以截留 99.99%。HEPA 的这种特性也使其能够有效地截留已知的传染因子,进而确保从生物安全柜中排出的是完全不含微生物的空气。另一方面送风系统的改进则是将经 HEPA 过滤的空气输送到柜内工作台面上,从而保护工作台面上的实验材料不受污染。这一特点通常被称为实验对象保护。

(二)生物安全柜的分类

生物安全柜通过形成的负压可以防止气溶胶外泄,保护操作人员;并通过对安全柜内的空气经高效空气过滤器的过滤,在安全柜内形成洁净的环境,保护操作对象;此外,从安全柜内排放的空气也经高效过滤后释放,保护外环境和更广泛人群。

1.生物安全柜的分类

生物安全柜的分类是依据欧洲 EN 12469:2000 标准和美国 NSF 49 标准,以及我国对于生物安全柜制定的标准来分类,根据生物安全柜正面气流的速度、送风和排风的方式、防护对象和防护水平的不同,分为Ⅰ级、Ⅱ级和Ⅲ级。

2.生物安全柜的选择

选择生物安全柜主要根据所需保护的类型,当需要保护实验对象、或者当实验室操作危险度 1 级~4 级微生物时进行个体防护、或者当暴露于放射性核素和挥发性有毒化学品时进行个体防护、或者其他的各种防护的不同组合。

当操作挥发性或有毒化学品时,不能使用将空气重新循环而排入房间的生物安全柜,即不与建筑物的排风系统相连接的Ⅰ级生物安全柜,或Ⅱ级A1型及Ⅱ级A2型生物安全柜。Ⅱ级B1型安全柜则可用于操作少量挥发性化学品和放射性核素。若需要操作大量放射性核素和挥发性化学品时,应使用Ⅱ级B2型安全柜,这一类型的安全柜也称为全排放型安全柜。

基于生物安全柜应用上的差异,其相互间在设计上都存在一定的差异,主要包括:从前面的操作口吸入空气的速度;在工作台面上再循环空气的量以及从安全柜中排出空气的量;安全柜的排风系统是经专门的排风系统还是经建筑物的排风系统、气流是重新循环至房间内还是排放到建筑物的外面;安全柜是负压状态下的生物学污染管道和压力通风系统,还是由负压管道和压力通风系统所包围的生物学污染管道和压力通风系统等。

3.生物安全柜的通风连接

生物安全柜与排风系统的连接方式,一般应满足特定要求,并能方便排风高效过滤器的更换。Ⅱ级A1型和外排风式A2型生物安全柜的设计使用了"套管"或"伞形罩"的连接方式。套管安装在安全柜的排风管上,以便将安全柜中需要排出的空气引入建筑物的排风管中。在排风套管和安全柜的排风管之间保留一个直径差约为2.5 cm的小开口,以便让房间的空气也可以吸入到建筑物的排风系统中。建筑物排风系统的排风能力,要求能够满足房间排风和安全柜排风的要求。

Ⅱ级B1型和Ⅱ级B2型生物安全柜必须通过硬管连接,亦即没有任何开口地、牢固地连接到建筑物的排风系统,或最好是连接到专门的排风系统。同时,建筑物排风系统的排风量和静压必须与生产商所指定的要求正好一致。对硬管连接进行生物安全柜认证时,要比将空气再循环送回房间或采用套管连接的生物安全柜更费时。

(三)生物安全柜的使用

1.使用前的准备

实验操作前应列出在安全柜内放置所需实验材料的清单,以减少手臂穿过脆弱的安全柜气幕屏障的运动次数。由于安全柜内放置的材料和设备会干扰柜内气流,导致紊乱,甚至造成交叉污染和/或破坏防护能力,所以,多余的实验材料(如额外的手套、培养皿或培养瓶或培养基)应放在安全柜的外面。只有当前工作直接需要的材料和设备可置于安全柜内。应注意的是,绝不能让实验记录本、废塑料包装物、吸样器等堵住安全柜的前格栅,所有操作都应在操作台上距前格栅 10 cm 以外进行。

开始工作前,应使生物安全柜的风机事先运转至少 3～5 min,以净化柜内空气,净化过程能去除柜内各种粒子。同时,操作人员应调节座位高度,确保自己的脸在操作窗开口之上。手臂放进安全柜内约 1 min 后,才能开始实验操作,目的是使安全柜恢复稳定状态,并让气流"冲刷掉"沾染在手臂和手表面的微生物。当操作人员的胳膊静置平放于前格栅上时,室内空气可能直接流向工作区域而不是流入前格栅,而稍稍抬起胳膊则可缓解该问题。

开始操作前应关闭工作台面下方的排气阀,这样,万一有溅出污染物情况发生时,污染物就不会逸出安全柜以外。

生物安全柜是按照每天运行 24 h 的能力设计的,有学者发现,安全柜的连续运转有助于控制实验室内尘埃和其他气溶胶粒子的浓度。但是,从节能角度出发,建议仅当需要时才开启生物安全柜。

2.柜内材料的放置

生物安全柜的操作台面上可放置一块塑料衬底的吸水毛巾(但不可放置于前格栅和后格栅通风口上)。放置毛巾不但可以用于日常清洁,更重要的是一旦有液体洒出时能减少气溶胶和喷溅物的形成。工作结束后,注意将毛巾折叠放进生物安全柜灭菌包内进行高温高压灭菌。

操作中应按照沿工作面由清洁区流向污染区的方向进行。安全柜内的一切材料应尽量放置在远离前格栅,靠近操作台面后部的位置,易产生气溶胶的设备(如旋转搅拌机、台式离心机)也应置于安全柜内操作台的后部,以便气流分路器发生作用。对于一些大件物品,如生物危害灭菌包、放废弃移液管的托盘、吸滤瓶等均应放置在生物安全柜内的一侧。

某些常规工作也会妨碍生物安全柜的正常运行,如需进行高温高压处理的生物危害收集袋不应取出生物安全柜外封口,直立式吸管收集容器也不应在生物安全柜内使用,也不能放置在柜外的地面上。往生物安全柜内放置物品造成的频繁进出活动会破坏生物安全柜内空气屏障的整体性,降低生物安全柜对操作人员和操作对象的保护能力。生物安全柜内一般使用盛有适当化学消毒剂的、水平放置的废弃吸管收集盘。对于可能被污染的材料,在进行表面消毒之前不能取出生物安全柜。污染材料应放置在一个密闭的容器内,转移到孵箱、高压灭菌器,或其他消毒设备。

3.使用中的注意事项

操作人员手臂快速而大幅度的进出安全柜会扰乱气幕,降低安全柜提供的局部屏障的保护作用。因此,操作人员应放慢手臂的进出速度,以直角进出安全柜的开口,则会减少这种危害。同时应尽量避免房间内其他人员的活动,如快速走动、开关房门等也可能干扰安全柜的气幕屏障。

生物安全柜中一般不需要紫外灯。若要使用紫外灯,应该每周进行清洁,以除去可能影响其杀菌效果的灰尘和污垢。同时,对安全柜重新认证时,应检查紫外线的强度,以确保有适当的光发射量。当房间中有人时则要关闭紫外灯,以保护眼睛和皮肤,避免因不慎暴露于紫外线而造成伤害。

在生物安全柜内原则上应避免使用明火。因为使用明火会对气流产生影响,并且在处理挥发性物品和易燃物品时,也易造成危险。若需要对接种环进行灭菌,可以使用微型燃烧器或电炉。

实验室中应张贴如何处理溅出物的实验室操作规则,每一位实验室操作人员都应阅读并理解这些规程。一旦在生物安全柜中发生有生物危害的物品溅出时,应在安全柜处于工作状态下立即进行清理。需要使用有效的消毒剂,并在处理过程中尽可能减少气溶胶的生成。同时,对于所有接触溅出物品的材料都要进行消毒和/或高压灭菌。

生物安全柜内的警报装置主要有窗式报警器和气流报警器。窗式警报器只能安装在带有滑动窗的安全柜上,发出警报时提示操作人员将滑动窗移到了不恰当的位置。处理这种警报时,只要将滑动窗移动到适宜的位置就可以了。对于气流警报器的报警,表明生物安全柜的正常气流模式受到了干扰,此时应立刻停止工作,并通知实验室主管。

4.生物安全柜使用后的处理与维护

实验结束时,生物安全柜内的包括仪器设备在内的所有物品都应清除表面污染,并移出安全柜。不能长期置于安全柜内。生物安全柜的工作台面、四周以及玻璃的内外侧等部位都要用消毒剂进行擦拭,所用的消毒剂应能杀死安全柜里可能发现的任何微生物。

生物安全柜的工作台面、内壁表面(不含送风滤器扩散板)、观察窗内面,应选择合格的消毒剂如乙醇、次氯酸钠、过氧化氢、过氧乙酸等。注意使用次氯酸钠等漂白剂擦拭后,还应用无菌水再擦拭一遍,以清除残余的氯(氯可对不锈钢面造成腐蚀)。若用未灭菌的水进行擦拭时,可能重新污染生物安全柜的表面,尤其当需要无菌空间时(如保持培养细胞的生长),应考虑到这一点。

同样,所有放置于生物安全柜中的材料和容器的表面也应以70%乙醇等消毒剂擦拭,以免将外界环境中的可污染物带入。这一步骤能减少真菌孢子的引入,从而减少对培养物的污染。若要进一步降低生物安全柜内放置和使用材料上所携带微生物,可以定期消毒孵箱和冰箱。

生物安全柜在移动以及更换过滤器之前,必须清除污染。最常用的方法是采用甲醛蒸汽熏蒸。此时,先将生物安全柜密闭起来,准备控制甲醛的量。当相对湿度在65%以上、温度在24～40 ℃时,甲醛蒸汽熏蒸的消毒效果最好。由于甲醛气体是高剧毒性气体,且干燥环境下,甲醛浓度达到7.75%时会产生爆炸。所以,用甲醛蒸汽熏蒸清除生物安全柜的污染应由有资质的专业人员进行。

5.生物安全柜的检测认证

在生物安全柜安装时以及每隔一定时间以后,应由有资质的专业人员按照生产商的说明,对每一台生物安全柜的运行性能以及完整性进行认证,以检查其是否符合国家及国际的性能标准。

生物安全柜防护效果的评估和测试内容主要包括:安全柜的完整性、高效空气过滤器的泄漏、向下气流的速度、正面气流的速度、负压/换气次数、气流的烟雾模式、警报和互锁系统。还可以选择进行漏电、光照度、紫外线强度、噪声水平以及振动性的测试。

二、灭菌器

灭菌器泛指能达到灭菌要求的一切设备,即能在一定时间内杀灭一切微生物(包括细菌芽胞),达到无菌保证水平的设备。《消毒技术规范》中指出灭菌的保证水平为10^{-6},即一件物品经灭菌处理后仍然有微生物存活的概率为10^{-6}。灭菌器是生物安全实验室中的重要设备之一,现已被广泛应用于医疗、教学及科研单位。

(一)灭菌器的分类

灭菌设备在保障实验室生物安全方面发挥了重要的作用。目前,应用灭菌器达到灭菌水平常用的方法包括物理灭菌和化学灭菌,前者主要采用热力灭菌、辐射灭菌等方法,后者主要利用环氧乙烷、过氧化氢、甲醛、戊二醛、过氧乙酸等化学灭菌剂,在规定的条件下,以化学灭菌剂合适的浓度和有效的作用时间下,达到灭菌的目的。

1.物理灭菌器

(1)热力灭菌器:利用热力灭活微生物达到防治疾病传播的处理方式,是最老且有效的消毒方法,利用高温可以使菌体变性或凝固,酶失去活性,从而使细菌死亡。

热力灭菌包括湿热灭菌法和干热灭菌法。其中的高压蒸汽灭菌法由于热力对细菌的良好穿透力,所以是当前杀菌能力最强的热力灭菌方法,高压蒸汽灭菌器也是所有灭菌器中历史最久、应用最广、价格最便宜的灭菌设备之一。干热灭菌器则主要用于不易被蒸汽穿透、易被湿热破坏、能耐受较高温度的物品。

(2)辐射灭菌器:利用电离辐射杀灭病原体,如采用放射性同位素放射的 γ 射线杀灭微生物和芽孢。国际通用的辐射灭菌剂量一般为 25 000 gy(1 gy=1 J/kg)。主要适合于热敏物料和制剂的灭菌,常用于微生素、抗生素、激素、生物制品、中药材和中药方剂、医疗器械、药用包装材料以及高分子材料的灭菌。

辐射灭菌器主要包括紫外线照射、电离辐射消毒、臭氧灭菌灯消毒、微波消毒灭菌等,目前已广泛用于医疗器械等的消毒。其中的紫外线照射消毒最为人们所熟知。

2.化学灭菌器

(1)环氧乙烷灭菌器:属于化学灭菌设备,是一次性使用无菌医疗器械生产企业的关键设备。通过在一定的温度、湿度和压力条件下,使用环氧乙烷气体实施熏蒸灭菌。环氧乙烷为易燃易爆的有毒气体,具有芳香的醚味,在室温条件下很容易挥发成气体,沸点为 10.8 ℃,当浓度过高时可引起爆炸,所以环氧乙烷灭菌器的安装操作和使用管理均有其特殊要求。

(2)甲醛灭菌器:甲醛灭菌器通过压力和温度的控制,激发酒精和甲醛成为化学混合气体,并通过水蒸气压力变换增加混合气体的穿透力,通过温度控制增强混合气体的灭菌能力。一般甲醛灭菌器的工作温度是 60 ℃ 或者 78 ℃,灭菌剂的配方为 3％酒精＋2％甲醛水溶液＋95％蒸馏水。

(3)过氧化氢等离子体灭菌器:在低温(约 45 ℃)、低湿(约 10％RH)、短时间(少于 75 min)的条件下,过氧化氢等离子体灭菌器即可完成全部灭菌过程,而且灭菌对象范围广,如金属制品、非耐热制品、非耐湿制品等。但不适用于液体、粉末类物体的灭菌,对于单端封闭的细管类制品灭菌则需采取附加工序。

由于过氧化氢是一种高氧化剂,所以对某些被灭菌物体表面有一定氧化作用,但不会造成功能性影响。

(二)灭菌器的工作原理

1.高压蒸汽灭菌器的工作原理

高温对细菌具有明显的致死作用,所以热力消毒灭菌是最为常用的杀死微生物的物理手段,高压蒸汽灭菌器则是当前应用最普遍、最成熟、效果最可靠的灭菌器。根据排放冷空气的方式和程度不同,高压蒸汽灭菌器分为下排气式压力蒸汽灭菌器和预真空压力蒸汽灭菌器两类。以后者的灭菌时间较短,对需要灭菌的物品的损害轻微,但价格较贵,应用未普及。目前在国内广泛应用的主要是下排气式压力蒸汽灭菌器,但灭菌时间较长。

(1)下排气式压力蒸汽灭菌器:下排气式压力蒸汽灭菌(又称为重力置换式高压灭菌器)是利用重力置换原理,通过使热蒸汽在灭菌器中自上而下,将冷空气由下排气孔排出(装有高效空气过滤器),排出的冷空气全部由饱和蒸汽取代。蒸汽的压力增高,温度也随之增高。通过蒸汽释放的潜热使物品达到灭菌的要求。一般情况下,在 103.4 kPa(1.05 kg/cm²)压力条件下,在温度 121.3 ℃下维持 15~20 min,即能杀死包括具有顽强抵抗力的细菌芽孢在内的一切活微生物,以达到灭菌目的。

(2)预真空压力蒸汽灭菌器:预真空压力蒸汽灭菌器是利用机械抽真空的方法,在灭菌柜室内形成负压,蒸汽得以迅速穿透入物品内部进行灭菌。蒸汽压力达 205.8 kPa(2.1 kg/cm²),温度达 132~135 ℃,到达灭菌时间后,抽真空促使灭菌物品迅速干燥。预真空压力蒸汽灭菌器具有灭菌周期短、效率高、节省人力、时间和能源等优点,完成整个灭菌周期仅需 25 min,冷空气排除得较彻底,对物品的包装和摆放要求较低,真空状态下物品不易被氧化损坏。对多孔性物品的灭菌效果很理想。根据一次性或多次抽真空的不同,分为预真空和脉动真空两种,后者空气排除得更彻底,效果更可靠。

预真空式高压蒸汽灭菌器的缺点是设备昂贵,维修费用较高,而且存在小装量效应,即如果灭菌物品放置过少,反而灭菌效果较差。并且由于预真空压力蒸汽灭菌器需要抽真空,故一般不适用于液体的灭菌。

2.干热灭菌器的工作原理

干热是指相对湿度在 20% 以下的高热,不适宜用湿热灭菌的材料,如需要保持干燥以待使用的玻璃容器、不锈钢金属容器,以及易被水破坏的产品(如凡士林、粉末等),则可以使用干热灭菌器。但是由于干热空气具有比热容低、热传导率差等特点,与湿热法相比,往往需要较高的温度、较长的加热时间和较长的冷却时间。实际上是一种焚化过程,通过提高微生物的温度,使其中的蛋白质和核酸的更重要生物高分子产生非特异性氧化而被破坏。

对流传热是干热灭菌的一种传热方式,譬如电热烤箱通电加热后的空气在一定空间内不断对流,产生均一效应的热空气直接穿透物体,循环往复,灭菌载物架得到加热并逐渐升温。因此可以用电热烤箱进行消毒灭菌,适用于瓷器、玻璃器皿、明胶海绵、液状石蜡、各种粉剂、软膏等。

燃烧法也属于干热法,是一种简单、迅速、彻底的灭菌方法。但是由于对物品的破坏性较大,故应用范围有限。一些耐高温的器械(金属、搪瓷类),在急用或无其他方法消毒时,可采用烧灼法。某些特殊感染,如破伤风、气性坏疽、铜绿假单胞菌感染的敷料,以及其他已经被污染且无保留价值的物品,如污纸、垃圾等,应放入焚烧炉内焚烧,使之炭化。

3.环氧乙烷灭菌器的工作原理

环氧乙烷作为广谱气体杀菌剂,能杀灭细菌繁殖体及芽孢,以及真菌和病毒等,灭菌较彻底。环氧乙烷气体具有蒸汽压高的特点,30 ℃时即可达 141 kPa,正是这种高蒸汽压决定了环氧乙烷熏蒸消毒时的穿透力较强。此外,环氧乙烷杀菌广谱,对大多数物品无腐蚀、无损害,消毒后可迅速挥发,特别适宜于不耐高热和温热的物品,如精密器械、电子仪器、光学仪器、心肺机、起搏器、书籍文件等,均无损害及腐蚀等副作用。

4.甲醛灭菌器的工作原理

甲醛灭菌器通过对压力和温度的控制,激发酒精和甲醛成为化学混合气体,并通过水蒸气压力变换增加混合气体的穿透力,通过温度控制增强混合气体的灭菌能力。一般甲醛灭菌器的工作温度是 60 ℃或者 78 ℃,灭菌剂的配方为 3%酒精+2%甲醛水溶液+95%蒸馏水。

5.过氧化氢等离子体灭菌器的工作原理

等离子体灭菌具有常温灭菌、灭菌时间短、金属和非金属器械均适用的特点,且具有便捷和能耗低的优点,是医药卫生、生物工程和食品行业等灭菌技术的未来发展方向。而且过氧化氢(双氧水)本身就是一种消毒剂,其灭菌过程是低温、低湿的条件下快速完成,很有可能成为环氧乙烷灭菌设备的替代品。

过氧化氢在低浓度气体状态下杀孢子的能力远高于液态,汽化的过氧化氢 750~2 000 $\mu L/L$浓度相当于液态 3×10^6 $\mu L/L$ 的灭菌效果,原理在于更易生成游离的羟基,以进攻细胞成分如脂类、蛋白质和 DNA 等。过氧化氢等离子体灭菌的最大特点是,低温、无毒、灭菌完成后没有残留物、可立即使用。

6.辐射灭菌器的工作原理

(1)紫外线照射:紫外线消毒的工作原理是,利用适当波长的紫外线破坏微生物机体细胞中的 DNA 或 RNA 的分子结构,造成生长性细胞死亡和/或再生性细胞死亡,从而达到杀菌消毒的目的。紫外线的波长范围主要分为 4 个波段:UVA(315~400 nm)、UVB(280~315 nm)、UVC(200~280 nm)、真空紫外线(100~200 nm)。消毒使用的紫外线一般是 C 波紫外线。

（2）微波消毒灭菌：微波是一种高频电磁波，其杀菌的作用原理，一为热效应，所及之处产生分子内部剧烈运动，使得物体内外温度迅速升高；二为综合效应，诸如化学效应、电磁共振效应。目前已广泛应用于食品、药品的消毒，如有报道利用微波灭菌手术器械包、微生物学实验室用品等。若物品先经 1% 过氧乙酸或 0.5% 苯扎溴铵湿化处理，则可以发挥协同杀菌作用，照射 2 min，可使杀芽孢率由 98.81% 增加到 99.98%～99.99%。

（三）灭菌器的使用

1.高压蒸汽灭菌器的使用

（1）下排气式高压蒸汽灭菌器的使用：将需要灭菌的物品放入消毒室内，紧闭室门。先使蒸汽进入夹套，蒸汽压力逐步上升，达到所需的控制压力后，将冷凝水泄出器前面的冷凝阀旋开少许，再将总阀开放，使蒸汽进入消毒室。冷凝阀的开放目的是使冷凝水和空气从消毒室内排出，以确保消毒室达到所需的温度。此时，可看到夹套的蒸汽压力下降，消毒室的蒸汽压力上升。当消毒室温度表达到预选温度时，开始计算灭菌时间。达到灭菌时间后，让消毒室内的蒸汽自然冷却或予以排气。在消毒室压力表下降到"0"位 1～2 min 后，将门打开。再等待10～15 min 后，方取出已灭菌的物品。由于余热的作用和蒸发，包裹即能干燥。需要注意的是，对于液体类物品，应待高压蒸汽灭菌器自然冷却到 60 ℃ 以下，再开门取物，不得使用快速排出蒸汽的方法，以防突然减压，造成液体剧烈沸腾或容器爆炸。物品灭菌后，一般可保留 2 周。

（2）预真空式高压蒸汽灭菌器的使用：为实现较好的灭菌效果，应采用饱和蒸汽。预真空式高压蒸汽灭菌器在通入蒸汽前会有一预处理阶段，即柜室内抽负压至 2.6 kPa（空气排除约 98%），然后再由中心供气室经管道将蒸汽直接输入消毒室，这样不但可以保证消毒室内的蒸汽分布均匀，而且整个灭菌所需的时间也可缩短，对需灭菌的物品损害较小。因此，预真空式高压蒸汽灭菌器除了具有下排气式高压蒸汽灭菌器所具备的灭菌系统、蒸汽输送系统、控制系统、安全系统以及仪表监测指示系统外，还需要有抽负压系统和空气过滤系统，整个机器运转由电脑控制。

预真空式高压蒸汽灭菌器的使用方法：首先打开蒸汽管道阀门，将柜室夹层和管道内的空气和积水排净，使夹套内达到预定的压力和温度（104～167 ℃），将需要灭菌的物品放入柜室，关紧柜门，柜室内抽负压至 2.6 kPa，然后向柜室内输入蒸汽，将控制阀移至"消毒"的位置，随后按机器的程序自动运行，灭菌完毕，待恢复常压后打开柜门取出物品。

（3）高压蒸汽灭菌器的注意事项如下。

1）灭菌时各种包裹不应过大、过紧，采用下排气压力蒸汽灭菌器时，物品包的体积不得超过 30 cm×30 cm×25 cm，采用预真空式高压蒸汽灭菌器时，物品包的体积不得超过 30 cm×30 cm×50 cm。灭菌器内包裹的摆放不要排得太密，以免妨碍蒸汽的透入，影响灭菌效果。

2）定期作好灭菌效果的监测，可使用化学指示剂、热电偶计和生物指示剂。其中以化学指示卡广泛用于高压蒸汽灭菌效果的常规监测，卡上的特定色带在一定的温度及饱和蒸汽结合条件下受热变色。灭菌前将化学指示卡放入每一待灭菌的物品包中央，在灭菌结束时即刻观察化学指示卡，判断灭菌的各项指标是否已达到要求的参数，颜色变至规定的标准色，可认为该包灭菌合格，变色不符合要求应视为灭菌不合格。生物指示剂为最可靠的监测方法，一般用于周期性验证高压蒸汽灭菌的效果。

3）易燃和易爆炸物品如碘仿、苯类等，禁用高压蒸汽灭菌法。锐利器械如刀、剪等也不宜用此法灭菌，以免变钝。瓶装液体灭菌时，要用玻璃纸和纱布包扎瓶口，如用橡皮塞，应插入针头排气。所盛液体一般为瓶体积的 3/4，以免沸腾泄漏。

4）已灭菌的物品应做好标记，同时注明有效期，以便识别，并需要与未灭菌的物品分开放置，以免弄错。

5）每次灭菌前，应检查安全阀的性能是否良好，使用中也应密切观察运行是否正常，并由专人负责，以便及时发现问题，以免发生意外。

6）在使用高压蒸汽灭菌过程中，应注意排净压力蒸汽灭菌器内的冷空气，即在升温到排汽且有连续水蒸气喷出 10～15 min 时再关闭排气孔，由于空气的膨胀压大于水蒸气的膨胀压，所以，在同一压力下，含空气蒸汽的温度低于饱和蒸汽的温度，即出现压力达到、但实际温度低的现象，达不到彻底灭菌的目的。

7）达到灭菌时间后，关闭电源，使压力自然下降。当压力指针到"0"后，打开锅盖，若压力未降到"0"时就打开排气阀，会因锅内压力的突然下降，使容器内的培养基由于内外压力不平衡而冲出烧瓶口或试管口，造成棉塞沾染培养基而发生污染。

2.干热灭菌器的使用

（1）干热灭菌器的使用：首先把要灭菌的物品放在灭菌器内，物品勿与灭菌器底部及腔体内壁接触。玻璃器皿灭菌前应先干燥。接通电源，将灭菌器的通气孔适当打开，目的是使灭菌器内的湿空气能够逸出。当内部温度达到 100 ℃

时关闭。此时,调节温度控制器旋钮,直到内部温度达到所需要的温度,注意保持温度恒定。干热灭菌器由空气导热,传热速度较慢,一般繁殖体在干热80～100 ℃条件下经1 h可以被杀死,芽孢则需要160～170 ℃、2 h方可被杀死。灭菌结束后切断电源。待灭菌器内的温度下降至60 ℃时,才能打开灭菌器取出灭菌物品,同时将温度调节旋钮调到零点,并打开通气孔。

(2)干热灭菌器的注意事项:①物品包装应选择有利于热传导的包装材料,物品不宜过大,不超过10 cm×10 cm×20 cm,安放的物品不能超过灭菌器高度的2/3,物品间应留有充分的空间。油剂、粉剂的厚度不超过0.635 cm,凡士林纱布条厚度不超过1.3 cm。②当温度高于170 ℃时,有机物会炭化,所以有机物品灭菌时,温度不宜过高。燃烧时务必要注意安全,须远离易燃、易爆物品,如氧气、汽油、乙醚等。同时在燃烧过程中不得添加乙醇,以免引起火焰上窜而导致灼伤或引起火灾。由于干热法可使锐利器械变钝,失去光泽,故锐利器械不采用此法。③电热烤箱灭菌后待箱内温度降至40～50 ℃以下时方可开启柜门,以防炸裂。④微波对人体有一定危害性,其产生的热效应可损伤睾丸、晶状体等,长时间照射还可导致神经功能紊乱。使用时可设置不透微波的金属屏障或戴特制的防护眼镜等。

3.环氧乙烷灭菌器的使用

(1)环氧乙烷灭菌器的使用:首先将环氧乙烷置于密闭容器内,由于环氧乙烷易燃、易爆,且对人有毒,所以必须在密闭的环氧乙烷灭菌器内进行。将物品放在柜室内,关闭柜门,预温加热至40～60 ℃,抽真空约至21 kPa时,通入环氧乙烷,用量1 kg/m³,在最适相对湿度60%～80%条件下作用6～12 h。灭菌完毕后,打开柜门,取出物品。

(2)环氧乙烷灭菌器的注意事项:①环氧乙烷应存放在阴凉、通风、无火源、无电开关处。用时轻取轻放,勿猛烈碰撞。②袋内物品放置不宜过紧。装载物品应使用金属篮筐或金属网架,物品之间留有空隙,灭菌物品不能接触柜壁。装载量不能超过灭菌器总体积的80%。③消毒时,应注意环境的相对湿度和温度。钢瓶需加温时热水不可超过70 ℃。消毒容器不能漏气(检测有无漏气,可用浸有硫代硫酸钠指示剂的滤纸片贴于可疑部位,如有漏气,滤纸片由白色变为粉红色)。④环氧乙烷对皮肤、眼及黏膜的刺激性强,如有接触,立即用水冲洗。在环氧乙烷消毒的操作过程中,如有头昏、头痛等中毒症状时,应立即离开现场,到通风良好处休息。环氧乙烷不适用于食品、液体、油脂类和粉剂类的灭菌。⑤环氧乙烷有一定吸附作用,消毒后的物品,应放置在通风环境,待气体散发后再使用。每年应对灭菌环境进行环氧乙烷浓度的监测。灭菌环境中环氧乙烷的浓度应低于 2 mg/m^3。

4.过氧化氢等离子体灭菌器的使用

(1)过氧化氢等离子体灭菌器的使用:过氧化氢等离子体灭菌器的循环过程包括四个阶段:①除湿阶段:使密闭容器和发生器内的空气流通,目的是减少相对湿度;②调节阶段:将过氧化氢气体引入空气流,直到达到预期的消毒浓度;③消毒阶段:继续通入过氧化氢气体,使其浓度保持在预期的消毒浓度;④通风阶段:将水分和过氧化氢气体排出,直到灭菌器内的过氧化氢浓度在容许范围之内。

过氧化氢等离子体灭菌器的灭菌温度只有 45 ℃,湿度只有 10%RH,是真正的低温、低湿;使用中仅需要电源,全部灭菌程序自动化,操作简单;同时还具有灭菌时间短的特点,真正实现降低成本、提高效率的目标。需要注意的是,过氧化氢等离子体灭菌器属于新型灭菌设备,其可靠性和有效性尚有待于进一步验证。

(2)过氧化氢等离子体灭菌器的注意事项:①灭菌物品必须充分干燥,并使用专用包装材料和容器。灭菌物品中不可有植物性纤维材质,包括纸、海绵、棉布、木质类、油类和粉剂类等。②不锈钢材质的管腔长度小于或等于 500 mm,直径大于或等于 1 mm;聚乙烯和聚四氟乙烯材质长度小于或等于 2 m,直径大于或等于 1 mm。当物品长度 1~2 m,直径 1~5 mm 时,需使用增强剂。③装载时塑面须朝向一个方向;灭菌物品不得接触灭菌腔内壁;灭菌物品装载高度距腔体顶端 8 cm。每次灭菌循环应将不同类物品混放,不能只放金属类物品。

5.紫外线消毒器的使用

(1)紫外线消毒器的使用:紫外线消毒的适宜温度是 20~40 ℃,温度过高或过低都会影响消毒效果,需要适当延长消毒时间。当利用紫外线消毒器用于空气消毒时,环境的相对湿度低于 80% 较好,否则也要延长消毒时间。空气或水中的悬浮粒子也会影响消毒效果。紫外线辐照能量低、穿透能力弱,仅能杀灭直接照射到的微生物,因此,必须使消毒部位充分暴露于紫外线。

不同种类的微生物对紫外线的敏感性不同,用紫外线消毒时必须使用照射剂量达到杀灭目标微生物所需的照射剂量。当利用紫外线杀灭被有机物保护的微生物时,应注意加大照射剂量。若是针对未知目标微生物,一般需要采用大于 60 W 的紫外线灯,且照射时间不低于 30 min。

（3）紫外线消毒器的注意事项：①使用紫外线消毒器时，应保持紫外线灯表面的清洁，一般每2周用酒精棉球擦拭1次。②利用紫外线灯消毒室内空气时，应注意保持房间的清洁干燥，减少尘埃和水雾，当温度和相对湿度不能达到相应要求时，应适当延长紫外线照射时间。③紫外线对细菌有杀伤力，对人体同样有一定的伤害，开启消毒灯时，应避免对人体直接照射，必要时可使用防护眼镜，不能直接用眼睛正视光源，以免灼伤眼角膜。

参 考 文 献

[1] 朱光泽.实用检验新技术[M].上北京:中国纺织出版社,2021.

[2] 杨荷英.实用临床医学检验[M].上海:上海交通大学出版社,2018.

[3] 胡旭.新编临床检验医学[M].长春:吉林科学技术出版社,2019.

[4] 郑铁生,鄢盛恺.临床生物化学检验[M].北京:中国医药科技出版社,2020.

[5] 高原叶.实用临床检验医学[M].长春:吉林科学技术出版社,2019.

[6] 王前,王建中.临床检验医学[M].北京:人民卫生出版社,2021.

[7] 曹文霞.现代医学检验技术[M].长春:吉林科学技术出版社,2019.

[8] 黄华.新编实用临床检验指南[M].汕头:汕头大学出版社,2021.

[9] 向延根.临床检验手册[M].长沙:湖南科学技术出版社,2020.

[10] 钟树奇.实用医学检验技术基础与临床[M].北京:科学技术文献出版
社,2019.

[11] 张桂珍.现代医学检验学[M].天津:天津科学技术出版社,2019.

[12] 唐恒锋.实用检验医学与疾病诊断[M].开封:河南大学出版社,2021.

[13] 杜伟鹏.医学检验学诊断应用[M].哈尔滨:黑龙江科学技术出版社,2019.

[14] 翁文浩.实用医学检验技术与质量管理[M].北京:科学技术文献出版
社,2021.

[15] 姜旭淦,鞠少卿.临床生化检验学[M].北京:科学出版社,2020.

[16] 郭永灿.医学检验诊断技术[M].天津:天津科学技术出版社,2018.

[17] 隋振国.医学检验技术与临床应用[M].北京:中国纺织出版社,2019.

[18] 张新春.临床检验技术与临床应用[M].上海:上海交通大学出版社,2018.

[19] 佟威威.临床医学检验概论[M].长春:吉林科学技术出版社,2019.

[20] 王静.临床医学检验概论[M].北京:科学技术文献出版社,2020.

[21] 王娜娜.新编临床医学检验技术[M].哈尔滨:黑龙江科学技术出版社,2019.

[22] 汤红英.实用医学检验技术[M].长春:吉林科学技术出版社,2018.

［23］陈燕,孙文琴,刘明其.不同妊娠时期凝血功能指标的变化和检验价值分析
　　［J］.上海医学,2020,43(10):584-586.

［24］李响.尿液分析仪隐血检验与显微镜红细胞计数检验在尿液隐血检验中的
　　效果［J］.中国医药指南,2019,17(30):58-59.

［25］贾雪峰.血常规检验中的静脉血检验与末梢血检验结果比较［J］.临床检验
　　杂志,2019,8(2):100-101.

［26］陈晶,韩玉玺,李斌.冠心病并糖尿病患者血脂检验在临床诊断中的应用价
　　值分析［J］.糖尿病新世界,2022,25(6):72-75.

［27］程志国,杨延敏,张志辉.血脂检验在糖尿病检验中的临床应用价值研究
　　［J］.国际检验医学杂志,2021,42(S1):250-251.